Galileo科學大圖鑑系列

VISUAL BOOK OF
THE MEDICINE

藥物大圖鑑

人人出版

前　言

當我們感冒時，會到藥妝店或藥局買成藥。

也有人會到醫院請醫生開處方。

服藥後，發燒會逐漸退去，鼻水也會止住。

藥物在日常生活中隨處可見，已是不可或缺的必備物品。

西元前400年的古希臘曾留下紀錄，

一名叫作希波克拉底的醫師，曾用柳樹樹皮的成分為病人止痛。

後來科學家將柳樹樹皮的成分（水楊酸）製成了藥物「阿斯匹靈」，

至今仍是人們常用的藥物之一，很厲害吧？

另一方面，病人服下瓶罐或鋁箔包裝內的「小小顆粒」後，

身體的哪些部位會吸收藥物成分，藥物成分又會如何發揮藥效，減輕症狀呢？

應該很多人都不知道箇中奧妙吧。

而我們也常在日常對話中聽到

「這種藥的副作用大不大」、「學名藥是不是比較差」等說法。

為什麼會有副作用呢?

學名藥又為什麼比較便宜呢?

本書將以淺顯易懂的方式,說明藥物歷史與藥物的作用機制。

還會提到漢方藥、嚴謹的新藥開發過程,

以及各種與藥物有關的知識。

最後一章將介紹兩位日本人所發現、開發出劃時代的藥物,

繼而拯救了世界各地的人們。

希望本書內容能回答您對藥物的疑問,

讓您對藥物世界產生興趣。

VISUAL BOOK OF THE MEDICINE 藥物大圖鑑

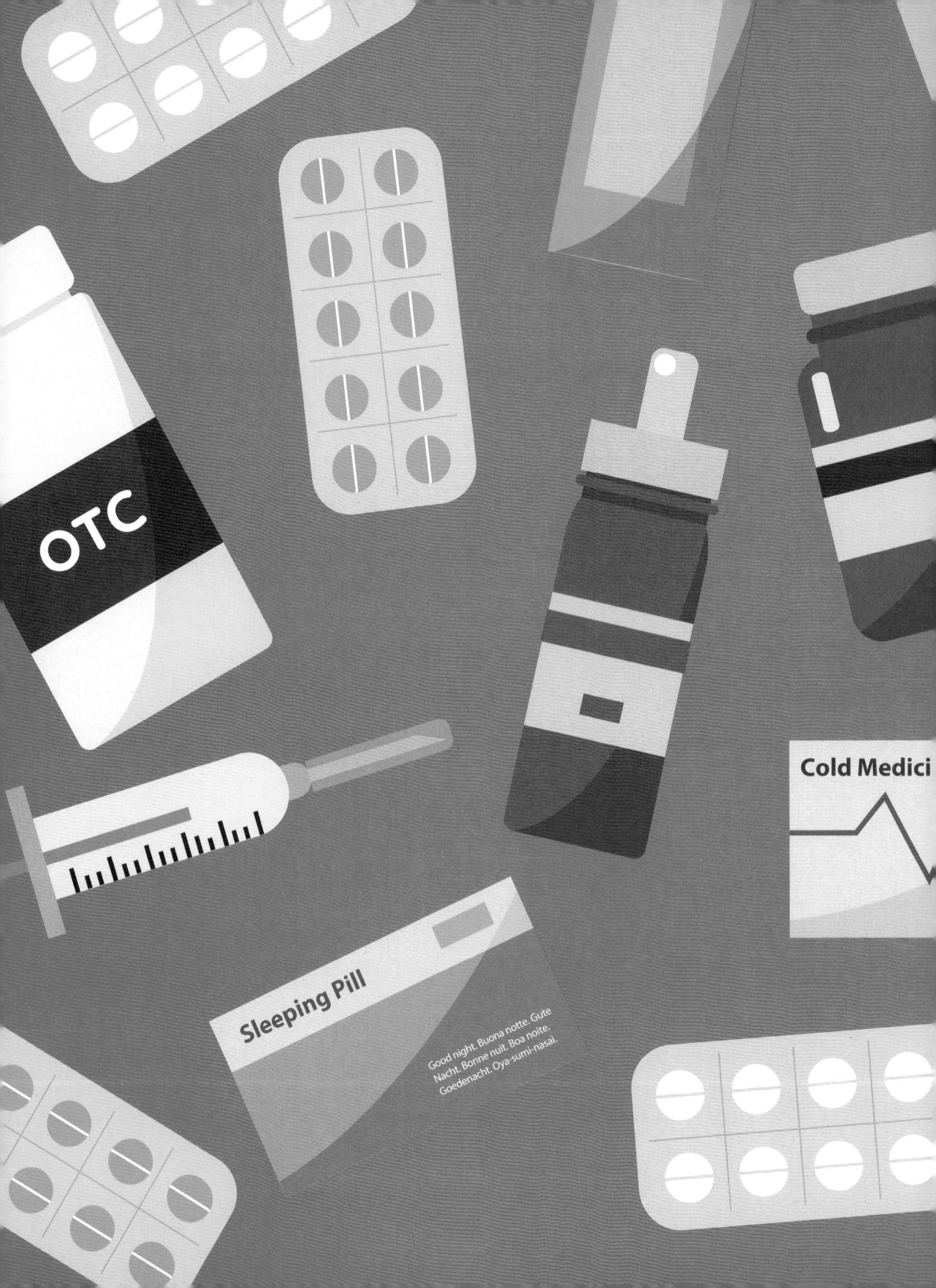

OTC

Cold Medici

Sleeping Pill

Good night. Buona notte. Gute Nacht. Bonne nuit. Boa noite. Goedenacht. Oya-sumi-nasai.

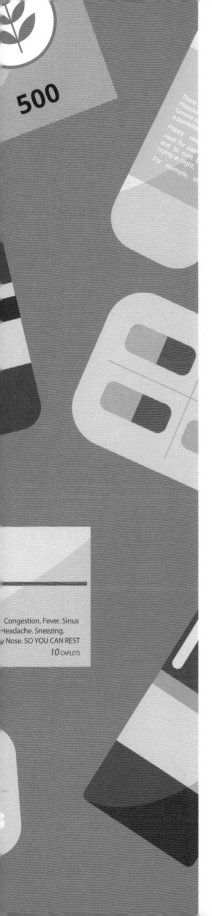

1

藥物基礎知識
Basic knowledge about drug / medicine

藥是什麼

自古以來，「藥」拯救了許多人

為了治癒疾病或傷口，人們除了會透過祈禱與施咒之外，還會試著從自然界的動植物中尋求「藥物」。譬如古埃及在西元前1500年就曾留下紀錄，在世界最古老醫學文件之一的《埃伯斯紙莎草紙卷》（*Ebers Papyrus*）中，記載了各種疾病的症狀、治療方法，以及700種以上的藥物調製方式。

在西元100年左右的古羅馬，被稱作藥草學之父的迪奧斯科里德斯（Pedanius Dioscorides，約40～約90）著有世界第一本藥學書籍《藥物論》（*De materia medica*）。迪奧斯科里德斯在本書中整理了約600種植物的藥用方式，包括藥物調製、使用方式、藥效等，以應對各種症狀。

在中國，傳說中的帝王神農氏也留下了藥物書籍的經典《神農本草經》。可見不論東西方，人們都是依據經驗，判斷哪些動植物可用作藥物。

而佛教傳入日本，則是藥物知識進入日本的契機。在日本奈良時代，鑑真大師從唐朝來到日本（753年），建立唐招提寺。後來鑑真用他攜帶的藥物醫治了聖武天皇的母親皇太夫人藤原宮子的疾病。

西元前400年左右，古希臘的希波克拉底曾用柳樹的樹皮為病人止痛。另外，罌粟籽（鴉片）也被古人當作藥物，阻止嬰兒在晚上嚎哭（照片為希波克拉底的胸像）。

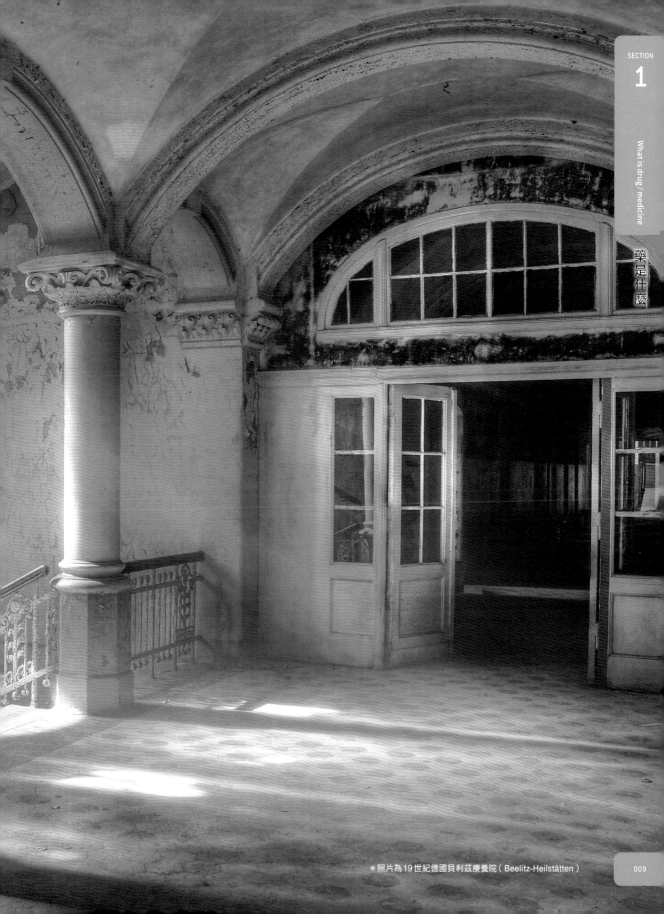

＊照片為19世紀德國貝利茲療養院（Beelitz-Heilstätten）

需要處方箋的「醫療用醫藥品」，及不需處方箋的「一般用醫藥品」

臺灣藥品分為處方藥（醫師處方藥品）、指示藥（醫師、藥師、藥劑生指示藥品）及成藥三種。而在日本，一般所說的「藥」則是由「藥機法」（正式名稱：確保醫藥品、醫療器材品質之有效性與安全性的法律）規範。藥機法將會影響身體的藥物分成「醫藥

醫藥品、醫藥部外品、化妝品的分類

醫藥品

醫療用醫藥品
（處方藥）

醫療用醫藥品的特徵在於對身體的作用非常強。原則上，如果沒有經過診斷，醫師就不能開立處方箋。藥師則需依照醫師開立的處方箋配藥。

例如：抗流感藥物「克流感」（Tamiflu®）、高血脂症治療藥物「立普妥」（Lipitor®）

學名藥
（→參考第12頁）

指示藥

在日本是指從處方藥移轉至成藥過程中的醫藥品。在3年內完成成藥之安全性相關調查後，即可轉為成藥。可在藥師的說明與指示下，至藥局或藥妝店購買。
　　在臺灣是指作用緩和、不需處方箋，但仍需醫師或藥師指示後才可購買的藥物。

例如：過敏性鼻炎專用藥「艾來」（Allegra®FX）、抗發炎藥物「鋁洛芬」（Lumifen®）等。

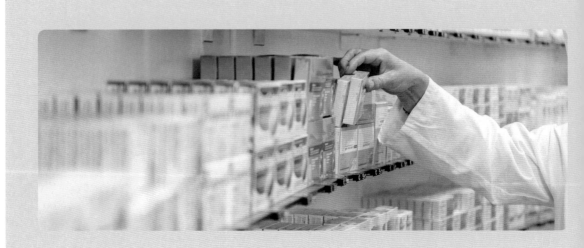

品」、「醫藥部外品」、「化妝品」等三類。

醫藥品主要分為「醫療用醫藥品」（處方藥），以及可在藥局任意購買的「一般用醫藥品」（成藥、非處方藥over-the-counter drug）兩大類。某些一般用醫藥品的有效成分與醫療用醫藥品相同，但有效成分含量較低，以減少副作用的風險。而藥效比醫藥品溫和者，則會被歸類為「醫藥部外品」（quasi-drug準藥品／含藥化妝品）或是「化

妝品」。

而只要能吃的東西都叫作「食品」，一般食品未受藥機法規範。換句話說，舉凡健康食品、營養補充品都屬於食品，不是藥，因此不能標示療效與機能。

＊日本法律未定義健康食品與營養補充品。
（譯註：與日本不同，臺灣法律有定義健康食品，符合條件者才能稱作健康食品。）

一般用醫藥品
（成藥、非處方藥）

購買一般用醫藥品（成藥、非處方藥）時不需處方箋，即可在藥局、藥妝店買到。日本依照副作用風險，將一般用醫藥品分成「第一、二、三類」。「第二類醫藥品」與「第三類醫藥品」可在便利商店購買。網路上則可買到包括「第一類醫藥品」在內的所有一般用醫藥品。

而臺灣則是分成「甲類成藥」與「乙類成藥」。領有藥商許可證之藥局可由藥事人員販售「甲類成藥」；百貨公司、雜貨店或餐飲服務業可在實體店面與網路販售「乙類成藥」；僅限藥商向衛生局申請核准後，才得在網路販售醫療口罩、體脂計等，其餘藥品及醫療器材只能在具藥商資格的實體店面販售。

第一類 風險相當高的一般用醫藥品，僅能透過藥劑師購買。
例如：止痛藥「Loxonin®S」、腸胃藥「蓋舒泰®10」（Gaster 10®）、生髮劑「RiUP®」等。

第二類 風險相對較高的一般用醫藥品，可透過藥劑師與註冊的銷售業者購買。
例如：止痛藥「百服寧®A」（BUFFERIN®A）、「百保能®」（Pabron®S）、腸胃藥「正露丸®」、外傷治療藥「娥羅納英®」（Oronine®）軟膏等。

第三類 風險較第二類醫藥品低的一般用醫藥品，可透過藥劑師與註冊的銷售業者購買。
例如：皮膚乾燥治療藥「俏正美®BB Plus」（Chocola®）、滋養強壯劑「合利他命®愛」（ALINAMIN®A）、漱口藥水「Isodine®」等。

食品
日本藥機法未規範的食物，健康食品、營養補充品皆屬於食品。除了部分食品之外，一般食品皆不能標榜有醫藥品般的藥效或機能。

醫藥部外品
雖含有效成分，但與醫藥品相比，對身體的作用較溫和之產品，便歸類於醫藥部外品。例如能量飲料、漱口藥水、養髮液、沐浴劑等。藥妝品、藥皂也屬於這個分類。

例如：機能性飲料「力保美達®」（Lipovitan®）、藥用入浴劑「Babu®」、整腸劑「新表飛鳴®」（新Biofermin®）、殺蟲劑「金鳥®」（KINCHO®）。

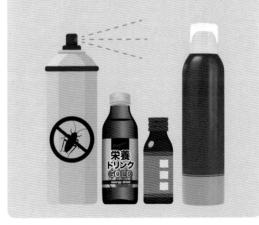

化妝品
以清潔身體、讓外觀看起來變得美麗為目的，塗抹在皮膚等部位的產品，效果比醫藥部外品還要溫和。包括牙膏、肥皂、洗髮精、潤絲精等。

擁有相同有效成分的「學名藥」

使用專利過期藥物（原廠藥，brand drug）之有效成分所開發出來的藥物，叫作「學名藥」（generic drug）。學名藥的開發費用相對較低，故能以較低的價格販售，是其一大優點。

不過要注意的是，除了有效成分之外，學名藥的其他成分不一定與原廠藥相同。原廠藥為了穩定藥劑、改善藥劑的味道，除有效成分之外，一般還會加入各種添加物。由於添加物也有專利保護，所以在專利到期之前，都不能添加這些成分，便造成學名藥的人體吸收量、發揮藥效所需時間劣於原廠藥。事實上就有某些案例的病患在改用學名藥之後，藥效變差，還會產生過敏反應。

當然，學名藥中也有相當優秀的藥物，特別是抗癌藥物與心律不整藥物等作用較強的藥物，請與醫師或藥師討論後再做選擇。

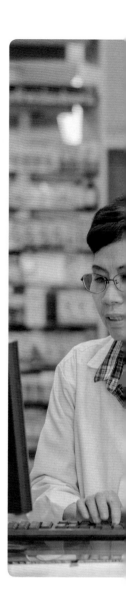

學名藥

除了有效成分之外，學名藥的其他成分（添加物等）與製造方法皆與原廠藥不同。因此，學名藥的藥效不一定會與原廠藥相同。不過，製藥公司仍會針對學名藥的藥效進行各種實驗。只有在確認學名藥的藥效與原廠藥相當時，日本的厚生勞動省（相當於臺灣的衛福部加上勞動部）才會核可這種學名藥。

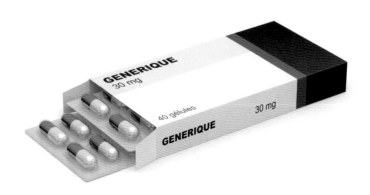

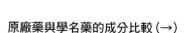

原廠藥與學名藥的成分比較（→）
比較失智症藥物（錠劑）的原廠藥與學名藥成分。其中，能夠在體內發揮藥效的「有效成分」只佔藥物的一小部分，其餘大多是使錠劑保持一定形狀的澱粉、乳糖、色素、防腐劑等添加物。

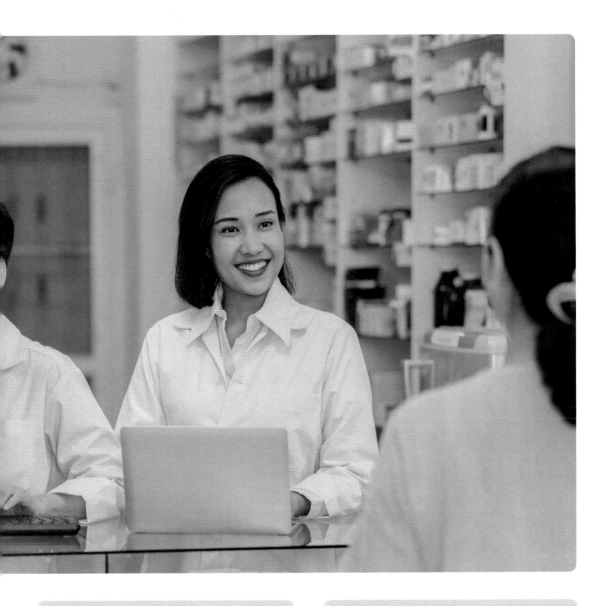

愛憶欣®3mg（Aricept®）
（原廠藥）

有效成分
鹽酸多奈派齊（donepezil hydrochloride）（3mg）

添加物
氧化鐵黃、纖維素結晶、氧化鈦、硬脂酸鎂、滑石粉、
玉米澱粉、乳糖水合物、羥丙纖維素、羥丙甲纖維素、
聚乙二醇6000

多奈派齊（Donepezil）3mg「DSEP」*
（學名藥）

有效成分
<u>鹽酸多奈派齊（3mg）</u>

添加物
<u>乳糖水合物、玉米澱粉、羥丙纖維素</u>、低取代<u>羥丙纖維</u>
<u>素、硬脂酸鎂、羥丙甲纖維素、滑石粉、氧化鈦</u>、氧化
<u>鐵黃</u>、棕櫚蠟

＊共通成分以底線標註。仿單（藥物說明書）上列出的成分會以含量排序。
＊DSEP（Drugs Side Effects Predict）藥物副作用預測。

可標示機能性的「保健機能食品」

以 日本的情況來說，若在包裝上或店面的海報廣告上標示某食物「可治療高血壓」或其他健康效果，會違反日本的藥機法。但如果是「保健機能食品」的話，便可標示其機能。

日本的保健機能食品可分為三類，包括特定保健用食品、機能性表示食品、營養機能食品。「特定保健用食品」指的是經科學證實有「保健功效」，可維持或促進身體健康的食品（例如：「Healthya綠茶」飲品）。這項飲品的目標客群是那些想要維持身體健康，卻覺得最近血壓偏高的人。

「機能性表示食品」與特定保健用食品類似，可在食品包裝上標示經科學證明的機能與安全性（例如：可減輕壓力的巧克力「GABA」）。不同之處在於，特定保健用食品與營養機能食品需經過國家單位審查，機能性表示食品則是企業或生產者有責任自我審查。

「營養機能食品」是補充特定營養素時使用的食品。法律規定營養機能食品需含特定數量以上的營養素（例如：蔬果汁所含「營養是1天蔬果分量的1.5倍」）。

特定保健用食品功效的科學根據，嚴謹程度與藥物相當

如何審查特定保健用食品的科學根據呢？以含有乳酸菌的優格為例，首先在實驗室裡做實驗，證明優格內的乳酸菌可讓腸道內的好菌「比菲德氏菌」（*Bifidobacterium bifidum*，又譯雙歧桿菌）增殖。接著研究動物吃下優

食品的分類

病人	半病人 （semi-sick）	亞健康人 （sub-health person）	健康人

醫藥品　　　　　　　　　營養機能食品

特定保健用食品

機能性表示食品

一般食品

上表列出各種食品的對象分別是哪些人。是健康人還是病人，由是否在醫生診療期間決定。特定保健用食品與機能性表示食品的對象，皆為健康人到半病人。

為取得特定保健用食品認證的實驗（以乳酸菌為例）

在實驗室的實驗
具體研究哪種成分會產生哪種反應，造成什麼樣的效果（例如：研究乳酸菌對微生物數目產生的變化）。

格後的情況，譬如「能否改變腸內環境（菌種平衡等）」、「安全性如何」。最後以人類作為實驗對象，研究「實際上的腸道菌數與排便狀況是否會改變」、「要服用多少，才會出現效果」。

在人體實驗中，光看服用前後的排便狀況是否改變是不夠的。廠商需證明食品內的哪個成分，會透過哪種反應機制發揮效果，才能獲得許可。而且實驗的有效性，需經過由醫學專家組成之調查委員會進行審查。

另一方面，機能性表示食品則不一定要由廠商親自進行功能與安全性的實驗。如果有篇論文以該食品的某個成分為主題，便可作為科學根據。另外，也不需說明該食品具體而言是透過哪種機制發揮效果。

專欄 COLUMN　附條件特定保健用食品

特定保健用食品須依照販售時的狀態，為各種狀態的食品進行實驗。例如，即使優格與乳酸菌飲料含有等量的乳酸菌，仍須分別進行「人體實驗」（若為藥物、錠劑與粉末只要成分相同，便可視為藥效相同）。於是後來便有「附條件特定保健用食品」制度，意指沒有經過人體實驗認證，科學根據適用範圍較窄的特定保健用食品。

臺灣的衛生福利部陸續於2006年修訂《健康食品管理法》，開放第二軌產品規格認證，若產品無安全疑慮，其成分與保健功效的關係明確、成分規格標示清楚，亦無須進行保健功效評估實驗，產品符合衛生福利部訂定之健康食品規格標準，並能由學理確認保健功效即可取得許可證。為了避免消費者混淆，衛福部食藥署公告，自2022年7月1日起，一般食品品名全面禁用「健康」二字。

＊日本「特定保健用食品」與「附條件特定保健用食品」的標章（下左圖）
＊臺灣「第二軌（衛部健食規字第）」產品認證標章（下右圖）

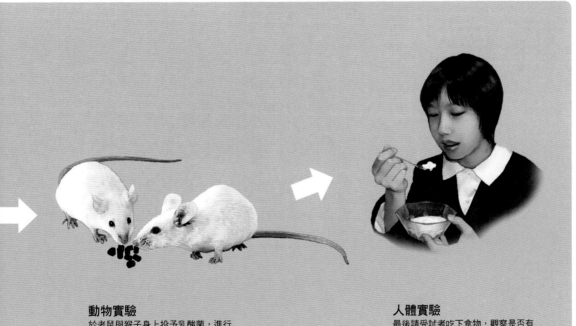

動物實驗
於老鼠與猴子身上投予乳酸菌，進行實驗。觀察動物體內變化、是否有發揮預期效果，安全性又是如何。

人體實驗
最後請受試者吃下食物，觀察是否有效果，評估食物內應含有多少有效成分才恰當。

藥物如何發揮「藥效」

藥物如何發揮藥效呢？以口服藥為例，藥物會在口中溶解，釋出有效成分。此時，有效成分基本上不會被消化，而是會保持原有形式在小腸被吸收。有效成分被吸收後，會隨著血液聚集到肝臟。對人體而言，藥物是異物，所以肝臟會分解（代謝）這些藥物，使其失去藥效[※]。

未被肝臟改變分子構形的藥物有效成分，會再隨著血液透過心臟運送到全身，便會與細胞表面的「受體」結合，活化細胞運作，或者作用在細胞內的蛋白質（酵素等）上，刺激或阻礙這些蛋白質的作用。血液中的藥物最後都會

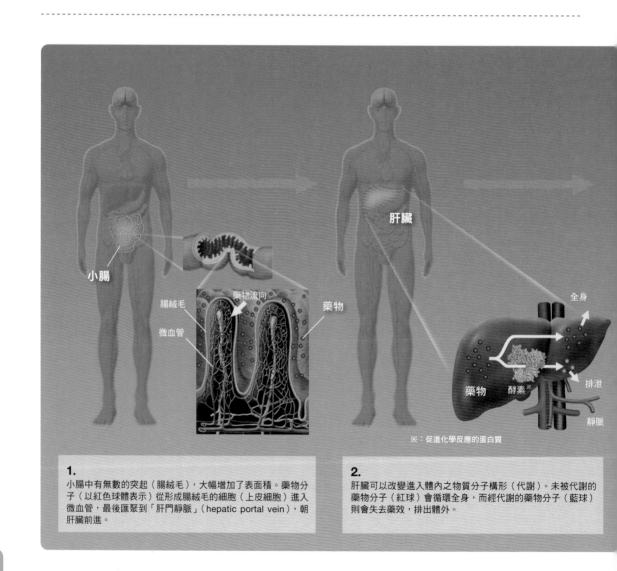

小腸

腸絨毛

微血管

藥物流向

藥物

肝臟

全身

藥物　酵素[※]

排泄

靜脈

※：促進化學反應的蛋白質

1.
小腸中有無數的突起（腸絨毛），大幅增加了表面積。藥物分子（以紅色球體表示）從形成腸絨毛的細胞（上皮細胞）進入微血管，最後匯聚到「肝門靜脈」（hepatic portal vein），朝肝臟前進。

2.
肝臟可以改變進入體內之物質分子構形（代謝）。未被代謝的藥物分子（紅球）會循環全身，而經代謝的藥物分子（藍球）則會失去藥效，排出體外。

被肝臟分解，以尿的形式排出體外。

　　評估藥物用量時，需考慮腸胃的吸收量、肝臟的分解量、作用部位的消耗情況等，計算出能發揮最佳藥效的用量。

※：有少數藥物是在被分解後才會發揮藥效。

口服藥的漫長旅程

下圖為口服藥在體內的擴散情形（**1～4**）。藥物分子（有效成分）以紅球表示。小腸會花較長的時間慢慢吸收口服藥的成分，所以需要比較久的時間才會擴散至全身。換句話說，沒有即效性，但藥效持續的時間長。

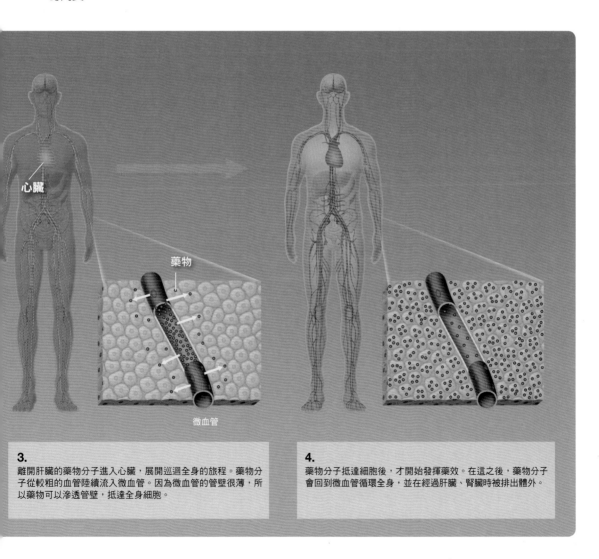

心臟

藥物

微血管

3.
離開肝臟的藥物分子進入心臟，展開巡迴全身的旅程。藥物分子從較粗的血管陸續流入微血管。因為微血管的管壁很薄，所以藥物可以滲透管壁，抵達全身細胞。

4.
藥物分子抵達細胞後，才開始發揮藥效。在這之後，藥物分子會回到微血管循環全身，並在經過肝臟、腎臟時被排出體外。

全世界使用量最大的退燒止痛藥「阿斯匹靈」

「阿斯匹靈」（乙醯水楊酸，aspirin）是全世界銷售量最大的退燒止痛藥，許多感冒藥、頭痛藥都含有阿斯匹靈。那阿斯匹靈是如何發揮藥效的呢？讓我們以阿斯匹靈治療頭痛為例，來認識藥物的作用吧。

一般認為，腦血管發炎是偏頭痛的原因之

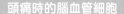

頭痛時的腦血管細胞

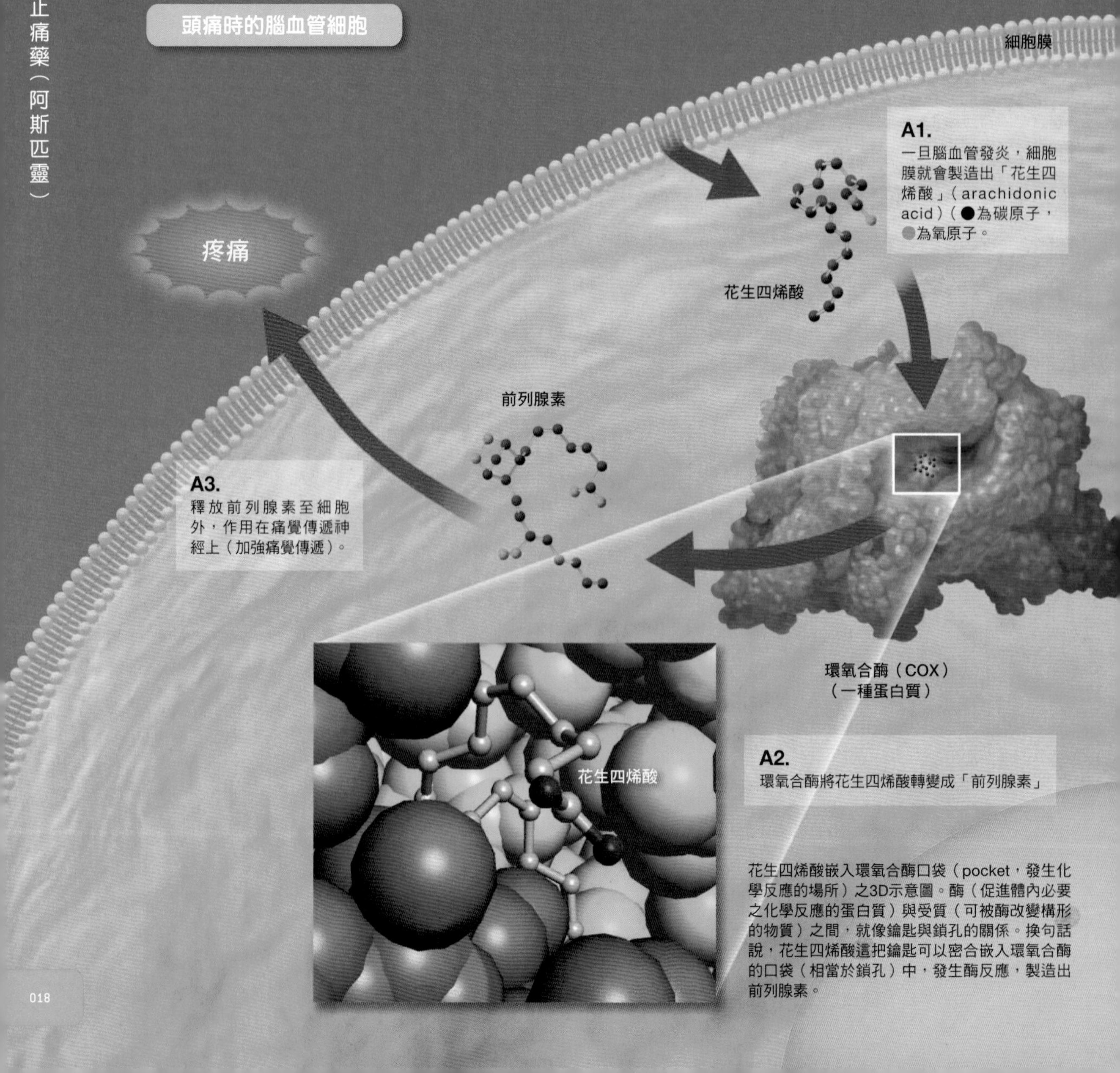

細胞膜

A1.
一旦腦血管發炎，細胞膜就會製造出「花生四烯酸」（arachidonic acid）（● 為碳原子，● 為氧原子。

花生四烯酸

疼痛

前列腺素

A3.
釋放前列腺素至細胞外，作用在痛覺傳遞神經上（加強痛覺傳遞）。

環氧合酶（COX）（一種蛋白質）

A2.
環氧合酶將花生四烯酸轉變成「前列腺素」

花生四烯酸

花生四烯酸嵌入環氧合酶口袋（pocket，發生化學反應的場所）之3D示意圖。酶（促進體內必要之化學反應的蛋白質）與受質（可被酶改變構形的物質）之間，就像鑰匙與鎖孔的關係。換句話說，花生四烯酸這把鑰匙可以密合嵌入環氧合酶的口袋（相當於鎖孔）中，發生酶反應，製造出前列腺素。

一。一旦發炎，腦血管細胞中的一種蛋白質「環氧合酶」（cyclooxygenase，COX）會製造名為「前列腺素」（prostaglandin）的物質，刺激附近的「痛覺傳遞神經」，加強痛覺傳遞，引發頭痛。而當阿斯匹靈附著到COX上時，便會干擾這種作用，減少前列腺素的分泌，因而使頭痛消失。

　　事實上，我們體內有多達10萬種蛋白質。所謂的藥物，就是只會和特定蛋白質作用（專一性），改變其運作狀態，以發揮藥效的分子。

＊前列腺素除了與疼痛有關，也與發炎相關（請參照第44頁）。

服用退燒止痛藥（阿斯匹靈）後

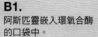

阿斯匹靈

＊蛋白質的放大圖，使用MOLMIL（Koradi 等人，1996）軟體製作。另外，蛋白質的結構參考蛋白質資料庫（Protein Data Bank, PDB）的ID（請參見p.149）。

花生四烯酸

B2.
由於阿斯匹靈嵌入環氧合酶的口袋中，花生四烯酸便不能與環氧合酶嵌合，不能製造出前列腺素，故可抑制疼痛。

B1.
阿斯匹靈嵌入環氧合酶的口袋中。

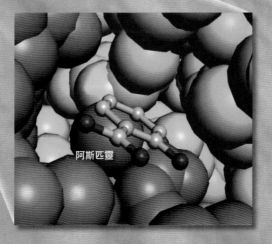

阿斯匹靈

緩解腸胃各種症狀的「腸胃藥」

腸胃藥可緩解腸胃的各種症狀。腸胃藥的成分可大致分成 7 種（見下表）。譬如當消化不良時，可服用高峰氏澱粉酶（Taka-diastase）等「消化酵素」，或是含有漢方藥之「生藥」的腸胃藥。後者含有生藥特殊的味道，可促進身體分泌胃酸與唾液。

另一方面，想要改善腸道症狀時，可以使用活菌所製成，含有「活菌成分」的腸胃藥。這種藥可以抑制大腸桿菌的繁殖。

如果有尿便意，但不方便去廁所，這時候可以服用能「立即止瀉」的藥物。為什麼這種藥物能立即見效呢？關鍵之一在於藥物的溶解難易度。將藥物成分包裹在糯米紙般可食薄膜內的「口溶膜製劑」；或是製成錠劑的「口崩錠」，都可在口中迅速溶解於唾液中。溶解後的藥物只需 1～5 分鐘就可以通過胃，抵達腸道。

腸胃主要症狀

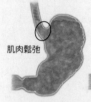
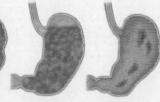
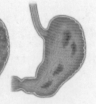
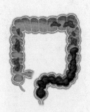
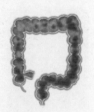
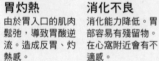

肌肉鬆弛

胃灼熱
由於胃入口的肌肉鬆弛，導致胃酸逆流。造成反胃、灼熱感。

消化不良
消化能力降低。胃部容易有殘留物。在心窩附近會有不適感。

胃痛
胃酸分泌過多或是黏膜減少，造成胃的內部受傷。有絞痛感。

腹瀉
腸道運動異常、消化液過多，使糞便的水分增加，造成腹瀉。

便秘
長期便秘多為「直腸性便秘」。因為大腸的蠕動功能不足，導致糞便的水分減少。

腸胃藥的主要成分

成分分類（效果）	代表性的成分
制酸成分（中和胃酸）	氧化鎂、矽酸鋁鎂等
H₂受體拮抗劑（抑制胃酸分泌）	啡莫替定（famotidine）、希美替定（cimetidine）、雷尼替定（ranitidine）等
消化成分（促進消化）	高峰澱粉酶、去氧熊膽酸（ursodeoxycholic acid）等
生藥（促進消化液分泌）	薑黃、當藥、桂皮、龍膽花等
止痛、解痙成分（鎮靜疼痛）	東莨菪萃取物（scopolia extract）、丁基東莨菪鹼（butylscopolamine）等
活菌成分（整腸）	比菲德氏菌、乳酸球菌、酪酸菌等
胃黏膜修復、保護成分	硫糖鋁（sucralfate）、雙羥鋁基尿囊素（aldioxa／aluminum dihydroxyallantoinate）等

消化可分為腦、胃、腸三個階段

1.
唾液會常態性分泌,與自己的意志無關。我們看到食物、聞到味道時,這些刺激便會使唾液與胃液的分泌量增加。

2.
食物由口通過食道進入胃後,胃會開始波狀「蠕動」,將含有胃酸與消化酵素的胃液與食物混合,分解食物成分。

3.
胃內容物進入十二指腸。腸壁除了會吸收養分與水分之外,也會分泌激素,中和胃酸。

食道
將食物送往胃。

胃
混合食物與胃液,成為濃稠的粥狀食糜。

十二指腸

大腸
小腸的食物送至大腸後,大腸會吸收食物中的剩餘水分。

小腸
來自胃的食物會在這裡分解,由小腸吸收營養素與水分。

「止瀉藥」與「便祕藥」的效果剛好相反。通常止瀉必須抑制腸道運動,減少糞便水分;而要解決便祕,則需促進腸道運動,增加糞便水分。另外,便祕與腹瀉皆有許多類別,原因也相當多樣,可能是因生活習慣、壓力、藥物等所引起。

透過中和反應緩和胃痛的「制酸劑」

長期處於精神壓力下，或者不斷暴飲暴食，會讓胃分泌過多胃酸（胃液），造成「胃酸過多」症狀。胃酸過多的病患，即使胃中沒有任何食物，也會分泌大量胃酸，造成胸痛、胃痛，還會引發胃炎或其他疾病。

胃酸過多時，可服用「胃藥」（制酸劑）。制酸劑可與胃酸產生「中和反應」，緩解胸痛或胃痛。中和反應中，酸解離出來的氫離子（H^+）會與鹼解離出來的氫氧根離子（OH^-）結合成水分子（H_2O），使酸與鹼的性質彼此抵消。

碳酸氫鈉（$NaHCO_3$）是一類制酸劑的主成分。碳酸氫鈉進入胃後，會與胃酸的氫離子結合形成水分子，削弱胃中的酸性，使胃中水分的pH值暫時提升到5～7。雖然這種藥能馬上見效，但只能持續十多分鐘。

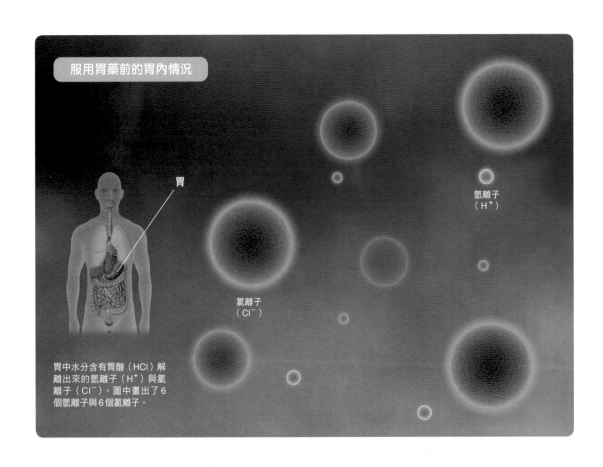

服用胃藥前的胃內情況

胃

氫離子
（H^+）

氯離子
（Cl^-）

胃中水分含有胃酸（HCl）解離出來的氫離子（H^+）與氯離子（Cl^-）。圖中畫出了6個氫離子與6個氯離子。

胃藥可中和胃酸

下圖中，「制酸劑」與胃酸產生中和反應後，可抵消胃酸的酸性。除了制酸劑之外，胃藥還有很多種，譬如促進食物消化的「消化藥」、活化胃部活動的「健胃藥」、抑制胃酸分泌的「胃酸分泌抑制劑」等。胃酸分泌抑制劑（H_2受體拮抗劑或氫離子幫浦阻斷劑，Proton Pump Inhibitor, PPI）也可用於食道炎、胃炎、胃十二指腸潰瘍（消化性潰瘍）的治療。

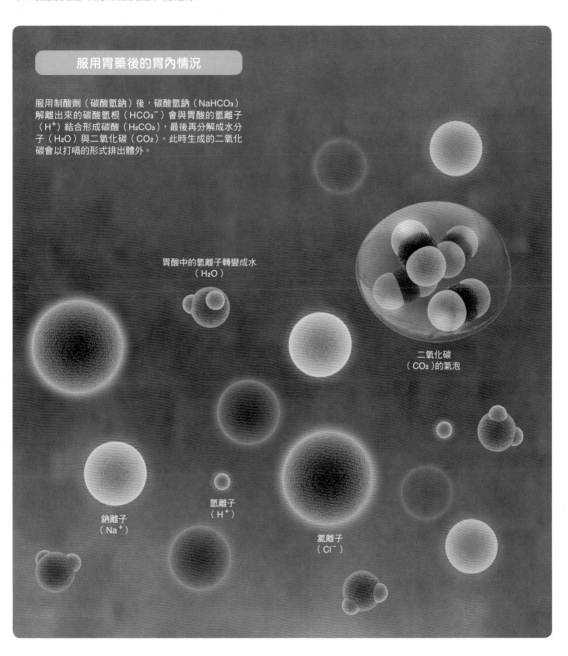

服用胃藥後的胃內情況

服用制酸劑（碳酸氫鈉）後，碳酸氫鈉（$NaHCO_3$）解離出來的碳酸氫根（HCO_3^-）會與胃酸的氫離子（H^+）結合形成碳酸（H_2CO_3），最後再分解成水分子（H_2O）與二氧化碳（CO_2）。此時生成的二氧化碳會以打嗝的形式排出體外。

胃酸中的氫離子轉變成水
（H_2O）

二氧化碳
（CO_2）的氣泡

鈉離子
（Na^+）

氫離子
（H^+）

氯離子
（Cl^-）

阻止組織胺反應的「抗組織胺藥物」

有些異物不會直接傷害身體,免疫細胞卻仍會產生反應,造成「過敏」。根據日本厚生勞動省的調查,日本每3人中就有1人會對某種物質過敏。而根據臺灣衛生福利部於2019年的統計資料,因過敏性疾病就醫的人數就有355萬人,女性約占54%,男性約占46%。

過敏有很多種,包括食物過敏、金屬過敏等。症狀也十分多樣,有時甚至會危及性命。花粉成分侵入眼睛、鼻子、喉嚨黏膜時,可能會造成的「花粉症」,以及氣喘、異位性皮膚炎也都屬於過敏現象。

目前治療過敏的方式,多屬於壓抑症狀的對症療法(symptomatic treatment)。譬如花粉症藥物,可抑制鼻水分泌、緩解眼睛發癢情況。這些症狀都是由肥大細胞分泌的「組織胺」(histamine)引發,處方中的「抗組織胺」則可阻斷(阻止刺激訊號傳遞給細胞)組織胺的反應。雖然無法消除過敏本身,但服藥後就能減緩症狀。

花粉症的機制(→)

侵入鼻腔內部的花粉成分會被樹突細胞分解(**A1**),接著將花粉的資訊傳遞給輔助T細胞(**A2**)。輔助T細胞被活化後,會釋放「細胞介素」(cytokine),活化B細胞(**A3**)。B細胞被活化後,會釋放出大量「免疫球蛋白E」抗體(Immunoglobulin E, IgE),這種抗體只會附著在花粉成分上(**A4**)。接著IgE抗體再順著血液流到鼻黏膜等體內各處,附著在肥大細胞表面上(**A5**)。

當花粉再次侵入體內,花粉成分接觸到肥大細胞表面的IgE抗體時,肥大細胞便會分泌組織胺等化學物質(**B1**)刺激鼻黏膜血管,使其腫脹,造成鼻塞(**B2**)。組織胺也會讓黏液量增加,使花粉隨著鼻水與眼淚排出體外(**B3**)。

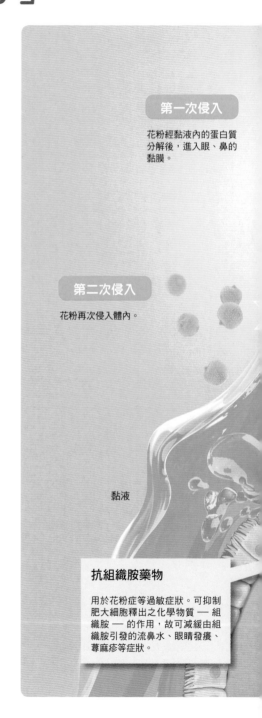

第一次侵入

花粉經黏液內的蛋白質分解後,進入眼、鼻的黏膜。

第二次侵入

花粉再次侵入體內。

黏液

抗組織胺藥物

用於花粉症等過敏症狀。可抑制肥大細胞釋出之化學物質 ── 組織胺 ── 的作用,故可減緩由組織胺引發的流鼻水、眼睛發癢、蕁麻疹等症狀。

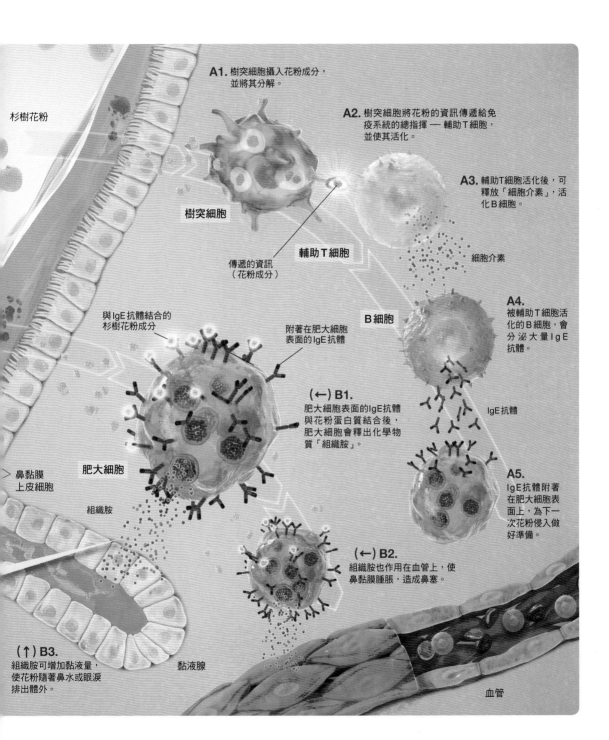

杉樹花粉

A1. 樹突細胞攝入花粉成分，並將其分解。

A2. 樹突細胞將花粉的資訊傳遞給免疫系統的總指揮 ── 輔助T細胞，並使其活化。

A3. 輔助T細胞活化後，可釋放「細胞介素」，活化B細胞。

樹突細胞

輔助T細胞

傳遞的資訊（花粉成分）

細胞介素

與IgE抗體結合的杉樹花粉成分

附著在肥大細胞表面的IgE抗體

B 細胞

A4. 被輔助T細胞活化的B細胞，會分泌大量IgE抗體。

(←) B1. 肥大細胞表面的IgE抗體與花粉蛋白質結合後，肥大細胞會釋出化學物質「組織胺」。

IgE抗體

肥大細胞

鼻黏膜上皮細胞

組織胺

A5. IgE抗體附著在肥大細胞表面上，為下一次花粉侵入做好準備。

(←) B2. 組織胺也作用在血管上，使鼻黏膜腫脹，造成鼻塞。

(↑) B3. 組織胺可增加黏液量，使花粉隨著鼻水或眼淚排出體外。

黏液腺

血管

日本人發現的營養素「維生素B₁」

自古以來，日本人就常受「腳氣病」之苦。江戶時代（1603～1867）起，腳氣病成為日本人的常見疾病，患者手腳麻痺，身體倦怠，嚴重時還可能導致死亡。人們一直找不到腳氣病的原因，只能將其視為一種傳染病。

1897年，荷蘭醫學家艾克曼（Christiaan Eijkman，1858～1930）發現，以白米飼養的雞容易出現腳氣病症狀。艾克曼在論文中提到，若是將雞的飼料從白米換成米糠（將糙米「精製」成白米時，捨棄掉的種皮與胚）就不會出現腳氣症狀[※1]。

另一方面，東京帝國大學（現在的東京大學）農學部教授鈴木梅太郎（1874～1943）以農藝化學（營養學）學者的身分，也在研究米的成分。

梅太郎在動物實驗中發現，只餵食白米的動物會出現腳氣病症狀而死亡，他對此感到困惑。然而如果之後再餵食米糠，則會恢復健康，就像艾克曼的論文所說的一樣。

於是梅太郎認為，腳氣病可能是某種營養素的攝取不足所致，而這種營養素就是米糠的成分之一。透過不斷地研究，梅太郎終於成功萃取出這種成分，並命名為「oryzanin」（抗腳氣酸，aberic acid）。「oryza」源自稻米的學名（*Oryza sativa*）。

他在1910年的東京化學學會上發表了這項成果，並於1911年在該學會期刊上發表論文，開始販賣oryzanin作為腳氣病的治療藥物[※2]。

以「維生素」之名普及至全世界

Oryzanin就是我們現在說的「維生素B₁」（硫胺，thiamine）。以前人們認為維持生命必要的營養素僅有蛋白質、醣類、脂質、礦物質等四種。也就是說，梅太郎的發現是人類發現的第一種「維生素」。

不過在1911年，波蘭化學家芬克（Casimir Funk，1884～1967）萃取出了與oryzanin相同的營養成分，並命名為「維生素」（vitamin）。當時梅太郎發表的論文是以日文寫成，且日本當時主流意見仍認為腳氣病是傳染病，所以梅太郎的論文並沒有引起很大的迴響，反倒是後來出現的「維生素」一詞逐漸普及到全世界。另外，梅太郎曾是1912年諾貝爾生理醫學獎的候選人之一，卻沒能得獎。

梅太郎在發現了oryzanin之後，仍持續積極處理各種社會問題，譬如日本理化學研究所的設立、維生素的產品化、開發了日本第一款嬰兒奶粉等。

[※1]：艾克曼原本以為腳氣病的原因是白米內的毒素，而糙米中的物質則能抵銷掉這些毒素（後來才認為腳氣病的原因是缺乏某種未知營養素）。

[※2]：當時含有oryzanin的製劑中，維生素B₁的含量相當低，沒有明顯的治療效果。直到1954年，丙基二硫胺素（Prosultiamine/thiamine propyl disulfide，商品名ALINAMIN®合利他命糖衣錠）登場後，腳氣病的患者才大幅減少。

與梅太郎有關的三張照片（→）

A：鈴木梅太郎。出生於靜岡縣。東京帝國大學畢業，於瑞士與德國留學，學習有機化學，後來成為東京帝國大學的教授（圖片提供：日本理化學研究所）。**B**：研究室首次結晶化的oryzanin（圖片提供：日本國立科學博物館）。**C**：梅太郎萃取、分離出來的「米糠成分」樣本（圖片提供：日本國立科學博物館）。

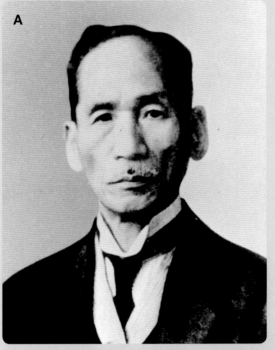

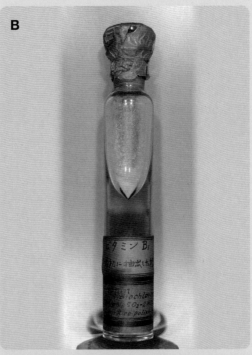

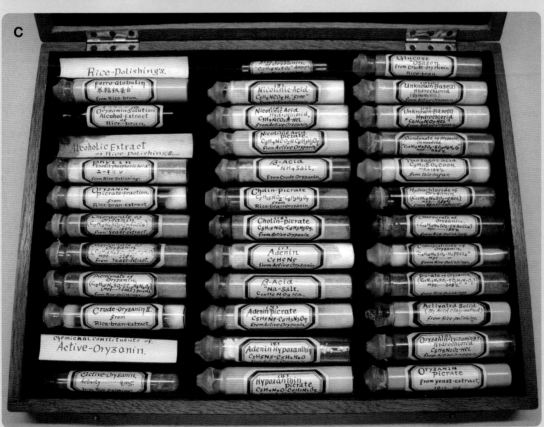

藥物的各種形狀都有其意義

即使成分相同的藥品，也會以不同的劑型販售，這是考量到是否能讓病患「易於服用」。譬如無法接受粉狀散劑的人，可選擇顆粒較大的「顆粒劑」（granules）。顆粒劑不會浮在水上，可馬上溶於水中，所以不易殘留在口中。

劑型也與藥效有關。舉例來說，如果需要送至腸道的藥物容易被酸分解，就要用不易被酸溶解的物質包裹該藥物成分，才能保護該成分在送到腸道前不被胃酸分解。

另外，肛門的疾病「痔瘡」因為患部位置不同，也會使用不同劑型的藥物治療。若患部在肛門附近（外側），會塗抹「軟膏劑」；如果患部在手搆不到的肛門內側，則會使用「塞劑」（栓劑），也就是將以油性物質固定的藥物塞入肛門。塞劑有個優點，那就是藥物會長時間停留在該位置，並在體溫下逐漸溶出成分，滲透至體內。

治療痔瘡時，還可選擇漢方醫的生藥（內服藥）緩解患部疼痛、腫脹，促進血液循環；或者使用「舌下錠」，將藥錠放在舌頭底下待其成分逐漸溶出。

外用藥　塗抹、貼附在皮膚或黏膜上的藥物

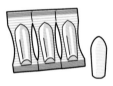

塞劑
外型如魚雷般，由有效成分的「主劑」，以及賦予藥物形狀的「基劑」（hard fat、聚乙二醇等）構成。有些基劑為油溶性，有些為水溶性，會依照藥物的目的而添加不同成分（痔瘡藥物通常為油溶性）。

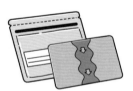

貼劑
由貼布接觸的皮膚（微血管）吸收藥物有效成分，再散布至全身各處。因為可以調整藥物的滲透、吸收速度，故藥效可持續很長一段時間。

吸入劑
由口鼻吸入，作用在肺或支氣管的藥物。常見於氣喘治療。

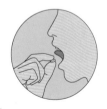

舌下錠
放在舌頭底下的藥（錠劑），由舌黏膜吸收有效成分。

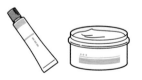

軟膏劑、乳膏劑
乳膏容易塗抹，較快見效。軟膏則有不易隨汗水流失的優點。

點眼液劑、點鼻劑
點眼液劑就是所謂的「眼藥水」。有些點鼻劑不只作用於鼻子，也會作用在全身各處（譬如子宮內膜症藥物）。

內服藥　由口服下的藥物

＊小腸會花上一段時間慢慢吸收藥物成分，所以從服下
藥物到藥效發揮所需時間相對較長。

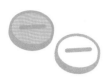

錠劑
有許多種類，包括沒有膜衣的「裸錠」、有膜衣不易溶解在胃中的「腸溶錠」、帶有甜味的「糖衣錠」等。

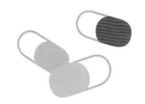

膠囊
用明膠製的無味膠囊包覆藥物，方便病患服用，且服用時不會嚐到藥味。可分為包覆液狀成分的「軟膠囊」，以及包覆顆粒狀成分的「硬膠囊」。

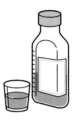

液劑
因為是液體，人體吸收速度快。其中也包括了歸類為醫藥部外品或食品的「保健飲料」。

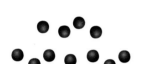

丸劑
方便吞服的球狀藥物。主要是為了方便病患吞服「生藥」而製作。

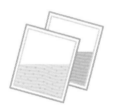

散劑、顆粒劑
與錠劑或膠囊相比，顆粒較小，易溶於水。有些顆粒劑外面還會包覆一層膜衣。

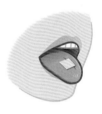

口含薄膜製劑
薄膜狀藥物。使用吸水性佳的薄膜製成，可在口中直接溶於唾液。

注射劑

直接將藥物注入皮膚、肌肉、血管內。譬如靜脈注射可讓血中藥物濃度一口氣大幅上升，即刻見效。但肝臟也會在短時間內分解藥物，故藥效也會快速消失。

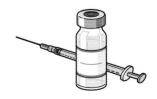

專欄 COLUMN　酒精與藥物

有些人會在喝酒前或喝酒後飲用保健飲料。譬如「薑黃」就是一種廣為人知的解宿醉藥物。實驗結果指出，薑黃的黃色色素「薑黃素」（curcumin）可提升「肝臟」分解酒精的功能。

　　另外，酒精會傷害胃黏膜，是胃痛的原因之一。若能服用含有「保護、修復胃黏膜」的腸胃藥，保持黏膜完整、促進黏膜再生，便能防止胃部受損。但不管有沒有服用這些藥，酒精對內臟都會造成相同的負擔，所以這些藥物並不是增加酒量的「魔法」，還是要注意別喝太多。

日常生活中 危險的藥物併用

大部分的藥物可以和茶或果汁一起服用，但有些藥物與飲料的組合須特別注意。舉例來說，有效成分為「二氫吡啶」（dihydropyridine，DHP）的降血壓藥（高血壓治療藥物），就絕對不能與葡萄柚汁一起服用。

藥物經肝臟代謝後會失去藥效。不過葡萄柚汁富含「呋喃香豆素」（furanocoumarins）類成分，會抑制降血壓藥代謝酵素的作用。換言之，喝下葡萄柚汁後，會降低降血壓藥的代謝量，導致原本應該要被身體排泄掉的降血壓藥還留在血液內（藥效過強），造成血壓遽降的副作用。

另外，同時服用某些藥物時，藥效可能會消失或變得更強。現行制度下，病患通常需拿著醫師開的處方箋到藥局領藥，也就是所謂的「醫藥分業」。如此一來，即使病患到過許多醫院看病，也可以在藥局確認自己正在服用哪些藥，防止藥物併用所產生的意外。

＊藥物併用會產生的副作用均標示於藥物仿單中。

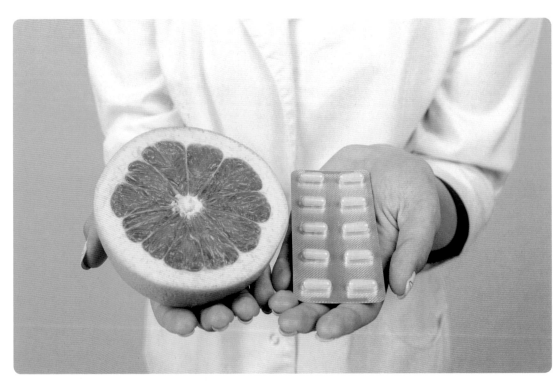

降血壓藥與葡萄柚的關係是在臨床試驗中偶然發現的。臨床試驗中會對數百至數千名病患投藥，但有些副作用出現機率低到數千分之一，很難在臨床試驗中發現。所以新藥上市後仍需持續蒐集資訊，系統性的掌握新藥的副作用。

藥物與食品的併用實例

藥物	併用的食物	併用的副作用
降血壓藥 （DHP 類鈣離子通道阻斷劑）	葡萄柚汁 （呋喃香豆素）	增強降血壓作用
安眠藥	酒精	藥效增強 （最糟情況下可能會喪命）
支氣管炎治療藥	咖啡	可能引發心律不整
氣喘治療藥 （Theophylline 茶鹼）	香菸	藥效難以發揮
抗凝血藥 （Warfarin 華法林）	納豆（維生素 K）	藥效減弱
鐵劑 （貧血治療藥）	茶（單寧）	阻礙藥物吸收 ＊問題不大
含金屬的制酸劑 （抑制胸口灼熱感）	四環素類（Tetracycline）抗生素	藥效減弱
止痛藥	綜合感冒藥	止痛劑成分重複，藥效過強

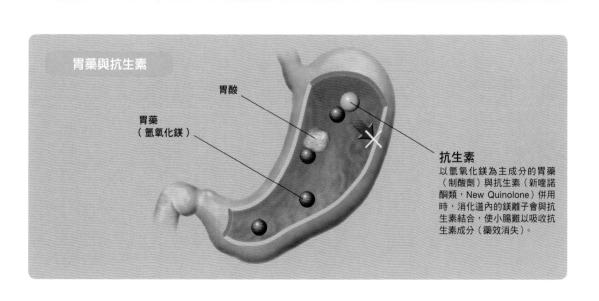

胃藥與抗生素

胃酸

胃藥
（氫氧化鎂）

抗生素
以氫氧化鎂為主成分的胃藥
（制酸劑）與抗生素（新喹諾
酮類，New Quinolone）併用
時，消化道內的鎂離子會與抗
生素結合，使小腸難以吸收抗
生素成分（藥效消失）。

忘記服藥時該怎麼辦

忘記服藥時該怎麼辦呢？以市面上販售的藥物而言，可以分成兩種情況：「在應服藥時間剛過不久發現忘了服藥，可馬上服藥」，或是「時間已接近下次服藥時間」，可直接跳過這次服藥，下次服藥時也只服用正常分量。無論如何，都不能同時服用2倍分量的藥物。若一次服用2倍分量的藥物，體內藥物的血中濃度過度上升，可能會造成嚴重的副作用。而且即使一次服用2倍分量的藥物，症狀也不會在更短的時間內改善，藥效也不會更好。

藥物的服用時間由藥物性質而定，常指定為「飯前」、「飯後」、「睡前」，絕不可擅自改變。舉例來說，某些骨質疏鬆症的藥物須在飯前服用。若在飯後服用這種藥物，食物中所含的鐵或鈣等金屬離子與藥物結合後，會使身體幾乎無法吸收藥物。另外，有些藥物須依賴膽囊分泌的「膽汁酸」幫助吸收，所以這些藥物須在飯後服用。

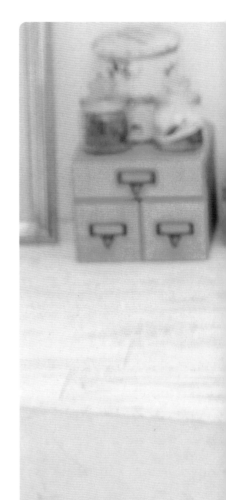

忘記服藥的話
因為忘了服藥而一次服用大量藥物的話，可能會引發很強的副作用。若為醫療用醫藥品，不同疾病須用不同的藥物處理，應對方式也不盡相同，請一定要和醫生討論用藥方式。

專欄 COLUMN　幫助脂肪消化、吸收的膽汁酸

袋狀的膽囊可將肝臟分泌的膽汁濃縮並儲存起來。膽汁的主成分為膽汁酸，另外還有膽固醇、老舊紅血球遭破壞後產生的「膽紅素」（bilirubin）色素。因為有膽紅素，所以膽汁呈現黃褐色，糞便的顏色也是由此而來。膽囊會將膽汁釋出至十二指腸，幫助腸內的脂肪消化與吸收。任務結束後，腸道會回收膽汁（回到肝臟），再次生產出膽汁。

順帶一提，若攝取油脂較多的食物，會增加膽汁內的膽固醇。膽固醇的成分藉此結晶化，引起「急性胰臟炎」，產生「膽結石」。

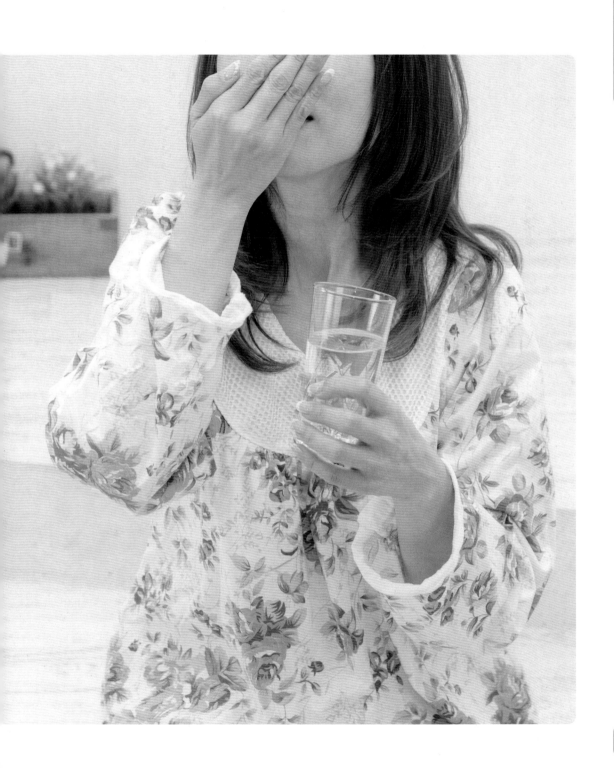

自行停止用藥
可能導致病情惡化

如 果在處方藥服用完畢之前，症狀已改善，病患可以停止用藥嗎？會不會產生問題？事實上，這樣的行為可能會讓病情惡化。

以細菌感染時醫師開的抗生素為例。服用抗生素後，大部分的細菌死亡（數量減少），得以讓病患覺得症狀正在逐漸減輕。但如果在這個時候停藥，不但殘存的細菌可能會再

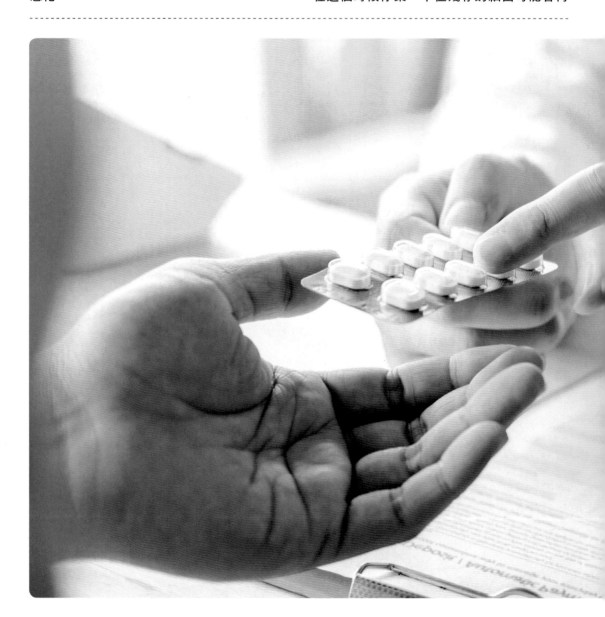

度繁殖，還很有可能會產生抗藥性（drug resistance）。這時候即使再服用相同的藥物，藥效也會大打折扣，導致症狀加重。

為了防止這種「反彈效應」（rebound effect），醫生會觀察症狀的改善情形，減少藥量和服用次數、換成藥效較弱的藥物，或者讓病患慢慢停藥。如果要儘快恢復健康，一定要嚴格遵守醫生的指示，正確服藥，正確停藥。

專欄 COLUMN 吃剩的藥該怎麼辦

從藥局領到的藥，是醫生依據患者當下的症狀與體質開立的處方。因此，即使之後出現相同的症狀，也不能貿然服用。其他人出現相同症狀時，最好也不要擅自讓他們服用。另外，藥物與食品一樣有使用期限。過期的藥物可能會變質或者藥效不理想，所以請直接丟掉這些藥物，不要覺得可惜。

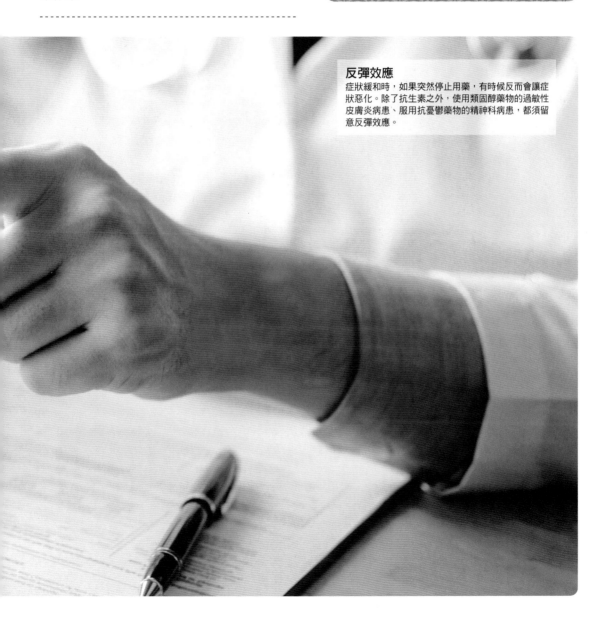

反彈效應
症狀緩和時，如果突然停止用藥，有時候反而會讓症狀惡化。除了抗生素之外，使用類固醇藥物的過敏性皮膚炎病患、服用抗憂鬱藥物的精神科病患，都須留意反彈效應。

「耐藥性」使藥效逐漸變差

藥物種類繁多，隨著服用次數的增加，有些藥物的藥效可能會逐漸變差，也就是人體產生了「耐藥性」。

人體產生耐藥性的原因很多。舉例來說，自古以來便常用於止痛、麻醉的「嗎啡」（morphine），就是一種容易產生耐藥性的藥物。

嗎啡會與腦神經細胞的蛋白質「類鴉片受體」（opioid receptor）反應，產生止痛作用。但若持續使用嗎啡，類鴉片受體一直處於受刺激狀態，數量會慢慢減少。即使投予相同劑量的嗎啡，仍無法得到和以前一樣的止痛效果。

另一方面，如果持續服用相同藥物，代謝這種藥物的酵素數量會逐漸增加。於是，當這種藥物進入體內時，就會馬上被代謝、排泄掉，無法發揮藥效。

隨著年齡增長的體質變化

＊出處：《藥物的地圖集》（日本講談社）

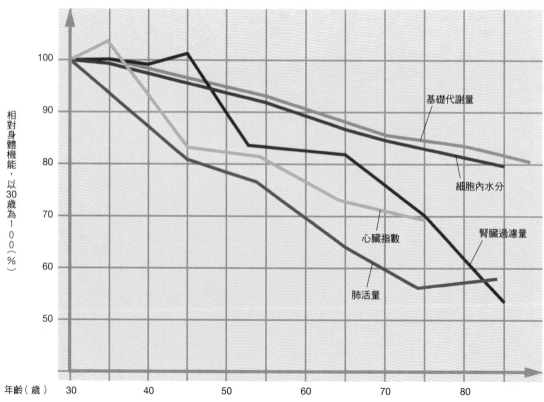

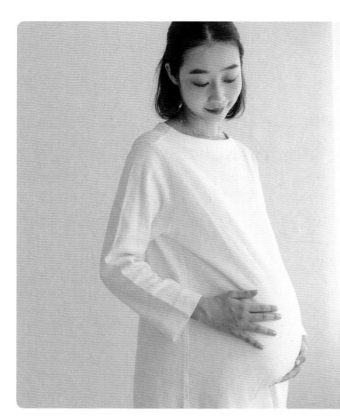

孕婦與藥物

若病患是孕婦，服用藥物時須考慮對胎兒的影響。母親和胎兒間，血液並沒有直接流通，不過母親服用的藥物可通過胎盤進入胎兒體內。懷孕初期，藥物可能對胎兒的身體發育有害，須特別注意。

不過如果是氣喘、癲癇且正在服藥的孕婦病患，就不能因為顧慮到懷孕而突然停藥。影響到母親的健康，也可能使胎兒陷入危險。孕婦最好依照醫生的指示，遵守指定的用法、用量，服用藥物。

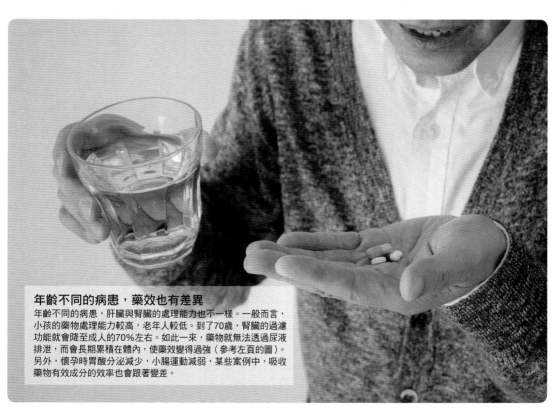

年齡不同的病患，藥效也有差異

年齡不同的病患，肝臟與腎臟的處理能力也不一樣。一般而言，小孩的藥物處理能力較高，老年人較低。到了70歲，腎臟的過濾功能就會降至成人的70%左右。如此一來，藥物就無法透過尿液排泄，而會長期累積在體內，使藥效變得過強（參考左頁的圖）。另外，懷孕時胃酸分泌減少，小腸運動減弱，某些案例中，吸收藥物有效成分的效率也會跟著變差。

不是真藥也能見效的「安慰劑效應」

即使病患服用的是沒有藥效的「安慰劑」，也可能會因為病患自己的期待而改善症狀，這種效應稱作「安慰劑效應」（placebo effect）。研究指出，安慰劑效應與大腦前額葉皮質等部位的神經活動增加，以及腦內分泌的「內源性類鴉片」（endogenous opioid）等物質有關。

日本理化學研究所生命機能科學研究中心的研究團隊用大鼠作實驗，詳細研究了安慰劑效應的機制。團隊主任崔翼龍博士提到，產生安慰劑效應的個體中，大腦內側前額葉皮質（medial prefrontal cortex，mPFC）的神經活動增加了。這個腦部區域與人類的「期待感」與「預測」有關。也就是說，大鼠能夠「以期待感抑制疼痛」。

崔博士未來將引入基因工程方法，分析安慰劑效應的整體樣貌以推進研究。未來他們的研究成果或許能提升藥物的治療效果，或者減少藥物使用量。

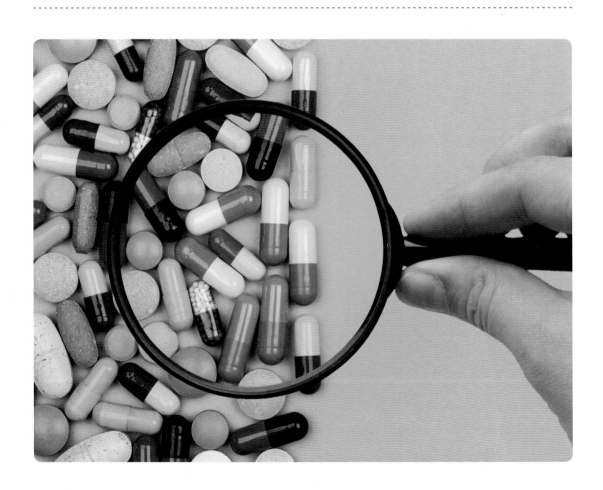

安慰劑效應重現實驗

崔博士團隊使用「巴夫洛夫制約」（Pavlovian conditioning，又稱古典制約）方法，在大鼠上重現安慰劑效應。首先，用線將大鼠從腰部延伸至後腿的一條神經綁起來，使其對疼痛產生過度反應。接著用棍棒刺激大鼠後腿（大鼠當然會感到疼痛），然後注射止痛劑。連續4天都進行相同實驗，第5天則注射「偽藥」生理食鹽水。結果發現，數隻大鼠在第5天時，即使用棍棒刺激也不會縮起後腿。

　　也就是說，反覆經歷了「注射後疼痛會消失」的過程後，大鼠學習到了疼痛消失的「條件」（巴夫洛夫制約）。因此，部分大鼠會因為注射的期待感而產生止痛效果（安慰劑效應）。

產生安慰劑效應的大鼠腦部

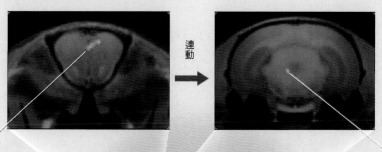

連動

內側前額葉皮質

中腦腹外側導水管周圍灰質

大鼠的腦

以正子斷層造影（PET）觀察注射生理食鹽水（偽藥）後產生「安慰劑效應」的大鼠腦部。投予偽藥後，首先活化了與期待感有關的「內側前額葉皮質」（左上照片）。接著，因為與大腦內側前額葉皮質活動的連動，與抑制痛覺有關的「中腦腹外側導水管周圍灰質」（midbrain ventrolateral periaqueductal gray）也變得活躍（右上照片）。

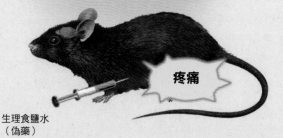

生理食鹽水（偽藥）

疼痛

另一方面，對那些內側前額葉皮質似乎沒有運作的大鼠進行實驗，結果都沒有出現安慰劑效應。且「μ型類鴉片受體」（μopioid receptor）這類與神經傳導物質相關之蛋白質的運作若受到抑制，也不會出現安慰劑效應。

Zeng Y, Hu D, Yang W, Hayashinaka E, Wada Y, Watanabe Y, Zeng Q, Cui Y. A voxel-based analysis of neurobiological mechanisms in placebo analgesia in rats. Neuroimage. 2018 Sep;178:602-612. doi: 10.1016/j.neuroimage.2018.06.009. Epub 2018 Jun 5. PMID: 29883731.

① 關於毒

很久以前，人類便已知道
毒藥的存在

「目是藥三分毒」、「適量是藥、過量是毒」，許多俗語中都有出現「毒」的概念。但一般而言，「藥」是增進身體健康之物，「毒」則危害健康，為什麼我們會說「毒與藥乃一紙之隔」呢？

首先說明毒是什麼吧！人類從久以前開始，便已經和「毒」打交道。舉例來說，古埃及莎草紙（類似紙的記錄工具）上、美索不達米亞文明時代有楔形文字的黏土板上，就有記錄與毒有有關的描述。這些毒區分無毒物質與有毒物質，是攸關生死的重要課題。

目前已知最厲害的劇毒是肉毒桿菌（*Clostridium botulinum*）製造的「肉毒桿菌素」（botulinum toxin），只要1公克即可殺死約5500萬名成人。

肉毒桿菌棲息於土壤中，可在無氧環境下增殖。肉毒桿菌素是神經毒，若經食品攝取到肉毒桿菌素，會讓人手腳麻痺，嚴重時還會引發呼吸困難而死亡。

*將食物充分洗淨加熱（120℃、4分鐘以上），便能防止肉毒桿菌食物中毒。

潛藏於周遭的各種毒

■ 短時間內毒性即會顯現
□ 需經較長時間，毒性才會顯現

蛇毒
（日本原矛頭蛇、日本蝮）
作用在神經到肌肉之間負責傳遞訊息的部位，會讓身體麻痺，若橫膈膜因此受損，會使人陷入呼吸困難，嚴重時可能導致死亡。有些蛇毒阻礙血液凝固，造成持續出血。

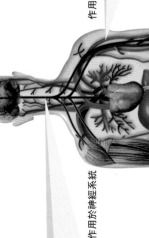

作用於血液

作用於神經系統

氰化鉀
攝取氰化鉀（potassium cyanide）後，氰化鉀與胃酸反應所產生的氰化氫（hydrogen cyanide），會與血球緊密結合，剝奪紅血球攜帶氧氣的能力，導致身體陷於缺氧狀態，最後引發頭痛、頭暈，甚至死亡。

聽到「毒」，可能會讓人聯想到會在瞬間奪走人命的「蛇毒」。不過除了蛇這種急性的毒物質之外，還有許多毒性物質會長期而緩地侵蝕人體，甚至還有某些化學物質會引發癌症。如果是這種毒性物質，便很難察覺到身體的異狀，治療上也會相對困難許多。

另外，某些我們熟悉的食物中也含有毒性物質，瞭解這些物質的特徵與適當攝取量，不要過分害怕這些食物（也不要完全不警戒），是相當重要的事。

沙利竇邁（醫藥品）

曾經因為安全性高而廣泛使用的安眠藥，但是因為孕婦服用後會產生嚴重的先天異常的嬰兒而被禁止販售。不過經之後的研究發現，沙利竇邁（thalidomide）對某些難治病有療效，因此在慎重管理下重新開放使用。

有機汞

會引起水俁病（汞中毒症）的物質。甲基汞（methylmercury）等有機汞（organomercury）會危害神經系統，引起手腳麻痺和語言障礙。有機汞的毒性還會侵入胎盤，影響胎兒的神經系統。

作用於神經系統

作用於各種器官

主要神經
動脈
靜脈

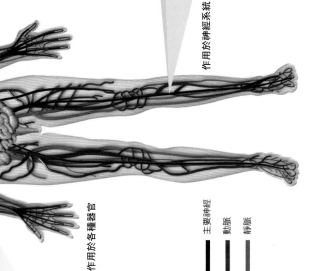

蕈類毒素（月夜茸等）

一旦食用就會引起急性腸胃炎、出現嘔吐、腹瀉、腹痛等症狀。由於毒性會累積在肝臟、腎臟等器官，易引起器官功能衰竭，嚴重時可能會導致死亡。許多蕈類毒素還會造成神經系統癱瘓。

黴菌毒素

麴菌屬等黴菌產生的「黃麴毒素B₁」（aflatoxin B₁）會使基因受損，是一種強力致癌物，即使一次僅攝取微量，如果經過數年至數十年的長期攝取，仍會引發肝癌。

毒的名稱

毒的名稱	LD₅₀（μg/kg）	毒的來源
肉毒桿菌毒素	0.0003※	肉毒桿菌
破傷風毒素	0.0017※	破傷風桿菌
刺尾鯛毒素	0.05	海生微生物
河魨毒素	10	河魨・微生物
戴奧辛	22	化學合成
沙林	420	化學合成
氰化鉀	10000	化學合成
三氧化二砷	20000	化學合成

（1μg為0.001mg） ※最小致死濃度

毒性物質服用後立即致死的毒性強度，一般是以LD₅₀為標準。LD₅₀是半數致死量（Lethal Dose 50%）的簡稱，亦即投予該劑量的話，將造成半數受試動物死亡。譬如有一種物質，其LD₅₀=10mg/kg，則只要對體重60 kg的人投予600mg（＝10mg/kg×60 kg）該物質，致死的可能性就有50%。

(←) 毒物A的毒性比毒物B還要強

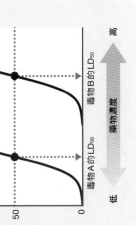

表示毒性強度的半數致死量 LD₅₀

死亡率（%）

100

50

0

毒物A

毒物B

毒物A的LD₅₀

毒物B的LD₅₀

藥物濃度

低　　高

對人類有益就是「藥」，對人類有害則是「毒」

含 砷化合物「三氧化二砷」（砒霜）是一種劇毒。砷的化學性質與DNA及細胞膜的構成元素「磷」非常相似。當三氧化二砷進入體內時，砷會取代掉磷，使人體無法進行正常代謝。

若短時間內攝取大量三氧化二砷，會造成嘔吐或腹瀉，甚至導致死亡。1955年日本發生「森永砷牛奶中毒事件」、1998年「和歌山毒咖哩事件」，都是三氧化二砷引起。不過，三氧化二砷也可以幫助人類。譬如難以醫治

的「急性前骨髓性細胞白血病」復發時，便可用三氧化二砷治療。

「生物活性物質」（biologically active substance）會影響包含人類在內各種生物的生理。如果這種生物活性物質對人類有益，我們就稱其為「藥」；如果對人類有害，就稱其為「毒」，僅此而已。換言之，一個物質是藥或是毒，並沒有明確的分界。

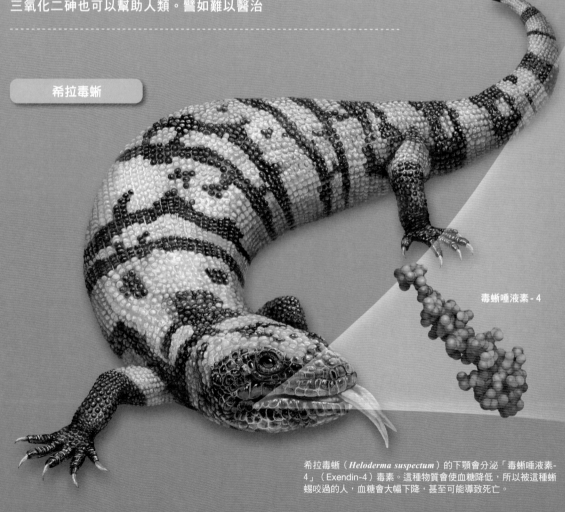

希拉毒蜥

毒蜥唾液素 - 4

希拉毒蜥（*Heloderma suspectum*）的下顎會分泌「毒蜥唾液素-4」（Exendin-4）毒素。這種物質會使血糖降低，所以被這種蜥蜴咬過的人，血糖會大幅下降，甚至可能導致死亡。

毒蜥唾液素-4
胺基酸序列

類升糖素胜肽-1
胺基酸序列

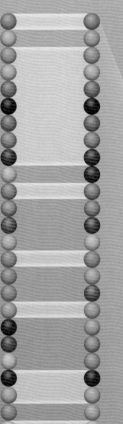

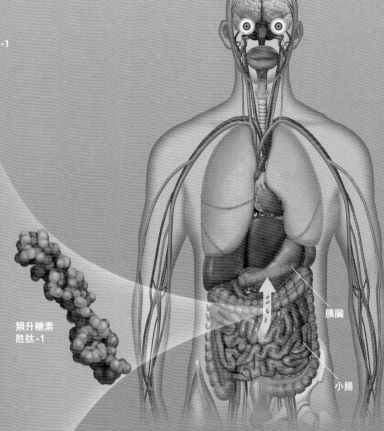

類升糖素
胜肽-1

胰臟

小腸

類升糖素胜肽-1（glucagon-like
peptide-1，GLP-1）的31個胺基
酸中，有16個胺基酸與毒蜥唾液
素-4相同（以淺綠色橫帶表示）。

胺基酸
（以不同顏色表示不同胺基酸）

1. 只要進食，小腸細胞便會分泌類升糖素胜肽-1。
2. 胰臟分泌的「胰島素」（降低血糖的激素）量增加。
3. 胰島素使血糖下降。

由毒製成的藥
「艾塞那肽」(Exenatide)

小腸分泌的「GLP-1」是由31個胺基酸連結而成的激素，可作用於胰臟，使血糖降低。另一方面，毒蜥唾液素-4的形狀（胺基酸序列）與GLP-1相似。經適當投藥量研究，輔以血糖降低機制的相關研究後，將毒蜥唾液素-4重新打造成了糖尿病治療藥物「降爾糖®」(Byetta®)。

副作用的原因主要在於「濃度」與「專一性」

毒 可以當作藥物，相反地，藥物也可能會變成毒。

不希望出現的藥物作用就是「副作用」，也可以說是藥物帶來的「毒」作用。以「糖尿病」（血糖過高的疾病）為例，一般會用「胰島素」（insulin）來治療糖尿病。胰島素原本是胰臟分泌的激素，能降低體內血糖值。但若誤投大量胰島素，會使血糖下降過多，引發意識障礙，嚴重時還會出現昏睡現象，導致死亡。

作用於意料之外的蛋白質而產生副作用

副作用與蛋白質的「專一性」有關。專一性意指能夠識別特定對象的性質，常比喻成「鑰匙與鎖孔」的關係。只有與蛋白質（鎖孔）相合的物質（鑰匙），才能與該蛋白質反應。其他物質接近蛋白質時，會因為形狀不合而無法產生反應。

不過，一般蛋白質的專一性並

不完美。人體內有近10萬種蛋白質，要找到僅能與1種蛋白質結合的物質，是件相當困難的任務。物質通常不會只與1種蛋白質結合。

我們在第18頁中介紹了「阿斯匹靈」，許多人在服用阿斯匹靈後會出現胃痛的副作用。阿斯匹靈可以抑制「環氧合酶」（COX）的活性，藉以抑制發炎、止痛。COX主要可分為調節胃、腎功能的「COX-1」，以及與發炎有關

阿斯匹靈與胃痛

1. 包覆細胞的細胞膜由「磷脂」（phospholipid）構成。

2. 磷脂可產生「花生四烯酸」。

3. COX主要分為COX-1與COX-2兩種。其中，COX-1作用於全身各處。在某些生理性刺激下，可促進花生四烯酸生成「前列腺素」，調節胃與腎的功能。

4. 另一方面，當感冒或受傷產生發炎反應時，發炎部位會出現COX-2。COX-2可促進生成前列腺素，進而增強發炎作用（亦會發燒）。

5. 阿斯匹靈可抑制COX-2的作用，進而減少前列腺素的量，達到止痛（退燒）效果。然而，阿斯匹靈同時也會抑制COX-1的作用，使胃部受損。

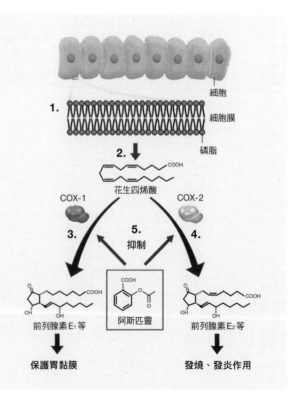

細胞

1. 細胞膜

磷脂

2.

花生四烯酸

COX-1　　COX-2

3.　5. 抑制　4.

阿斯匹靈

前列腺素 E₁ 等　　前列腺素 E₂ 等

保護胃黏膜　　發燒、發炎作用

的「COX-2」。欲抑制發炎時，須抑制COX-2的活性，然而阿斯匹靈不只會抑制COX-2，也會抑制COX-1的活性。而COX-1有保護胃黏膜的作用，所以阿斯匹靈可能會傷胃。

隨著研究進展而開發出來的低副作用藥物

過去研究顯示，平均一種藥物會作用在5～6個訊息傳遞途徑，因此而產生各種副作用。

目前科學家正在全面性分析人體內的訊息傳遞系統，研究藥物的藥效或毒性分別是經過哪些途徑表現出來。若這項研究能夠投入應用，便有機會開發出副作用較少的藥物。

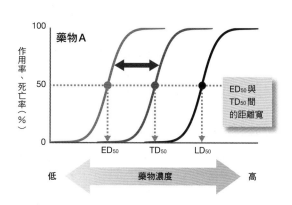

ED₅₀ 與 TD₅₀ 間的距離寬

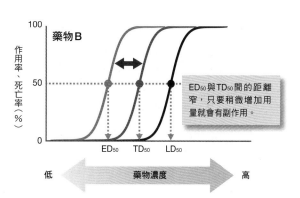

ED₅₀ 與 TD₅₀ 間的距離窄，只要稍微增加用量就會有副作用。

「比較不會產生副作用的藥」與「需要注意投藥量的藥」

對50%受試對象有效的藥物劑量，稱作ED_{50}（半數有效量，Effective Dose 50%）。如果提高濃度，就會產生毒性，讓50%受試動物產生毒性的劑量，稱作TD_{50}（半數中毒量，Toxic Dose 50%）。如果再提高藥物濃度，則可能致死，評估致死濃度與毒物一樣，都是用LD_{50}（半數致死量）評估。A藥物的3條曲線間距很寬，即使稍微提高體內藥物濃度，也不太會產生副作用；B藥物的3條曲線間距則較窄，只要稍微提高藥物濃度就會產生副作用，故投藥時須特別注意。

由毒製成的各種藥物

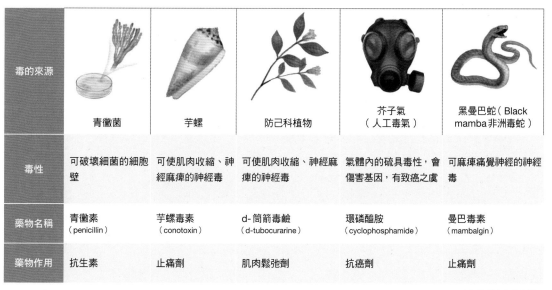

毒的來源	青黴菌	芋螺	防己科植物	芥子氣（人工毒氣）	黑曼巴蛇（Black mamba 非洲毒蛇）
毒性	可破壞細菌的細胞壁	可使肌肉收縮、神經麻痺的神經毒	可使肌肉收縮、神經麻痺的神經毒	氣體內的硫具毒性，會傷害基因，有致癌之虞	可麻痺痛覺神經的神經毒
藥物名稱	青黴素（penicillin）	芋螺毒素（conotoxin）	d-筒箭毒鹼（d-tubocurarine）	環磷醯胺（cyclophosphamide）	曼巴毒素（mambalgin）
藥物作用	抗生素	止痛劑	肌肉鬆弛劑	抗癌劑	止痛劑

＊含正在研究中的物質。

COLUMN

富山的藥販

以前許多日本家庭會放置所謂的「暫置藥」（臺灣稱為寄藥包）。一開始的暫置藥是由負責人（臺灣稱為寄藥包仔，即藥廠推銷員）準備，在各個家庭設置藥箱，並放入頭痛藥與腹痛藥。各個家庭會在需要時服用這些藥物，而負責人則定期來巡視，並販賣新進的藥物，以補充短少的藥物，並將到期藥物換新。

碰到藥局公休，或是附近沒有營業到很晚的藥局時，這種制度十分有用。日本首先實行這種制度的地方，是江戶時代中期的富山。

以某件事為契機，推廣到全國的「反魂丹」

富山藩（今富山縣）的第二代藩主前田正甫（1649～1706）自小便身體虛弱。正甫在外走動時，必定會隨身攜帶「反魂丹」，這是由備前岡山藩（今岡山縣）的藩醫萬代常閑（1675～1712）傳下來的藥物，對腸胃的症狀十分有效。「反魂」是叫回死者靈魂，喚醒死者的意思。

正甫前往江戶城（今皇居）後的某天，同在城內的陸奧三春藩（今福島縣田村郡三春町）藩主秋田輝季因腹痛而倒下。正甫馬上讓輝季服下隨身攜帶的反魂丹，不久後腹痛便得到緩解。以這件事為契機，各諸侯國的藩主也紛紛提出請求，希望能向正甫購買反魂丹。

於是正甫命令藥種商（調製、販賣藥物的商人）松井屋源右衛門製作反魂丹，並發行許可證「他領商賣勝手」給商人八重崎屋源六，讓他能以旅行商人的身分，在日本全國任何區域販賣反魂丹。就這樣，「富山反魂丹」被推廣到了日本全國各地。

反魂丹的販賣資格受到嚴格的管制，並不是所有旅行商人都可以販賣。且當時藥物是高級品，大部分的人都沒辦法隨意買到。於是正甫決定採用獨特的「先使用後付費」銷售方式，先把商品給用戶，再由用戶的藥物用量，計算用戶該付多

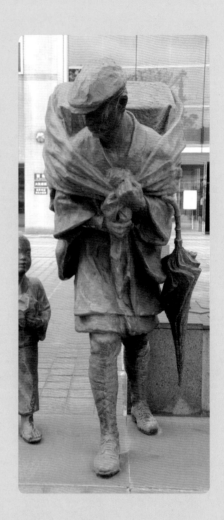

富山的藥販（↑）

JR富山站的「富山藥販」像。類似這樣的藥販還包括新潟的「越後消毒丸藥販」、岡山的「備中藥販」等。

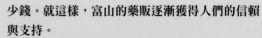

少錢。就這樣，富山的藥販逐漸獲得人們的信賴與支持。

順帶一提，富山反魂丹現在仍在販售中，是用

暫置藥的藥箱

依照日本藥機法，暫置藥是「配置販賣業（藥店）」的商品。
配置販賣業與「藥局」不同，只能經手指定的醫藥品，且不
能當場販售藥物。

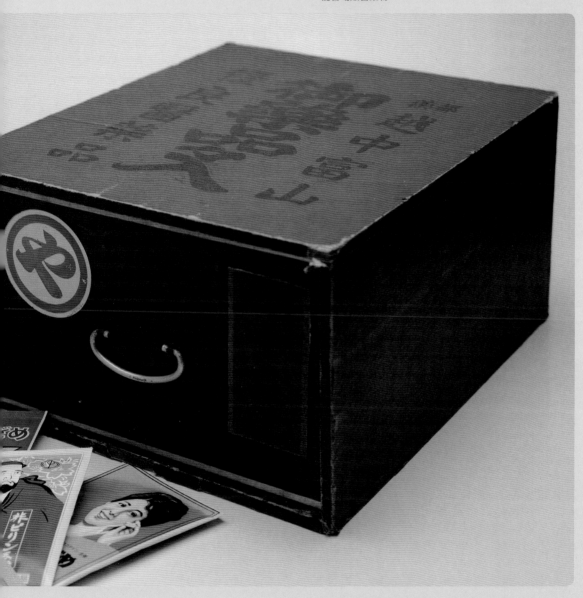

於治療消化不良的腸胃藥。另外，富山縣的醫藥
品生產量在日本全國一直名列前茅。

＊反魂丹推廣至全日本的故事有許多版本，不過「由萬
　代常閑傳授製作方法」這點，為各版本共通。

2

抗生素、抗病毒藥、疫苗
Antibiotic / Antiviral drug / Vaccine

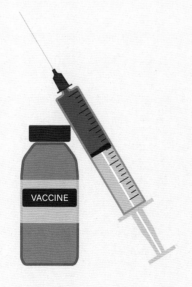

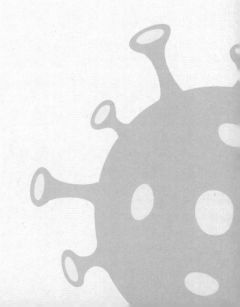

從黴菌中發現「青黴素」

1928年，英國微生物學家弗萊明（Alexander Fleming，1881～1955）在培養金黃色葡萄球菌時，不小心讓來自其他容器的青黴落入培養基中，於是青黴周圍生成了一圈細菌無法生長的區域。看到這種現象的弗萊明，認為青黴會製造出妨礙細菌生存的物質。這種物質就是世界上第一個抗生素「青黴素」（penicillin），或稱盤尼西林。順帶一提，penicillin這個名字源自青黴菌的屬名「*Penicillium*」。

青黴素後來被當作藥物使用，治好了許多曾讓醫生束手無策的細菌感染，拯救了許多性命，可以說是奇蹟之藥。弗萊明也因為這樣的功勞，獲得1945年的諾貝爾生理醫學獎，青黴素也被認為是20世紀最偉大的發現之一。

改變世界的「青黴素」

青黴素（抗生素）的登場，為過去的「不治之症」── 細菌感染 ── 找到了新的解決之道。自青黴素之後，學者們陸續從微生物中發現各種抗生素。下方為一張法國的郵票，紀念20世紀的代表性偉大事件之一「青黴素的發現」。右方照片為實驗室中的弗萊明。

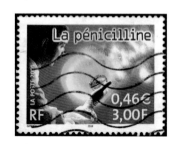

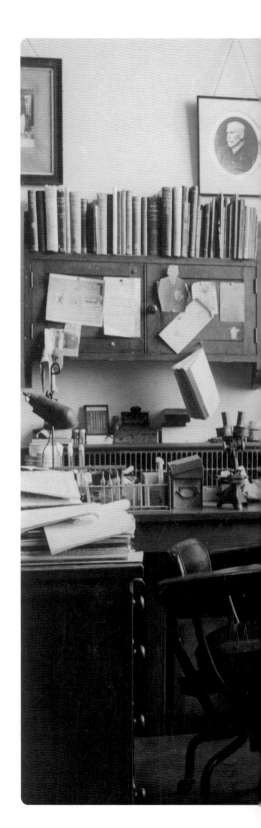

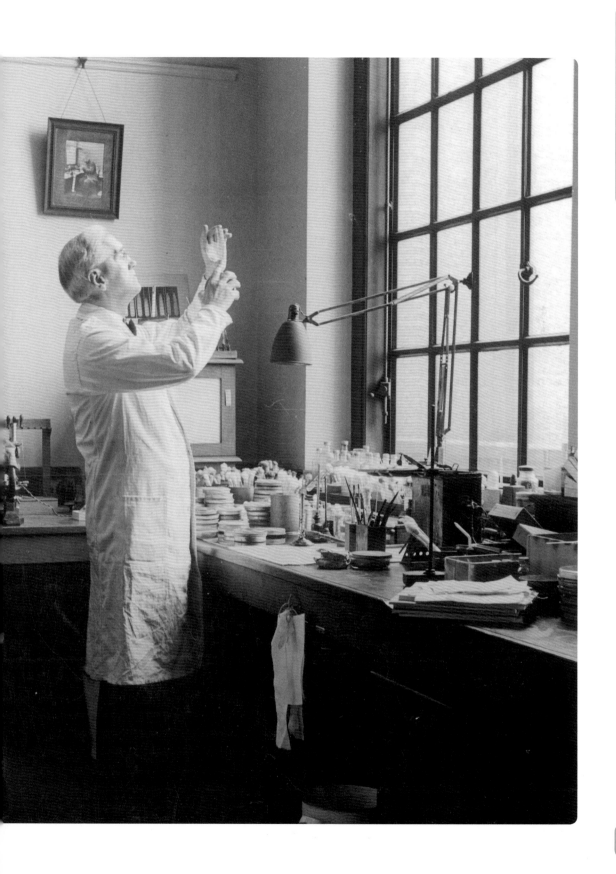

會自行增殖的「細菌」，以及可侵入細胞繁殖的「病毒」

細菌與病毒同為病原體，人們常覺得它們是類似的東西，但其實兩者結構與性質大有不同。

「細菌」是大小為1至數微米（1微米為100萬分之1公尺）的原核生物※（prokaryote），可自行繁殖。結核、霍亂、腸道出血性大腸桿菌感染（O-157）等疾病，皆由細菌造成。但也存在對人體有益的細菌，譬如乳酸菌、比菲德氏菌等。

另一方面，感冒與流行性感冒的病原體為「病毒」，大小僅有細菌的數百～數十分之一左右，由DNA或RNA等遺傳物質，以及包裹住這些遺傳物質的「外殼」構成。病毒無法自行繁殖，須侵入生物（宿主）細胞內，才能增加個體數。

有些病毒的毒性強到能殺死宿主，聽起來是很頑強的生物，但其實只要暴露在外界數分鐘至數小時就會死亡。

※：相對於人類或植物這種有細胞核（DNA收納在核膜內）的真核生物（eukaryote），細菌沒有細胞核（DNA裸露在細胞質中），屬於原核生物。

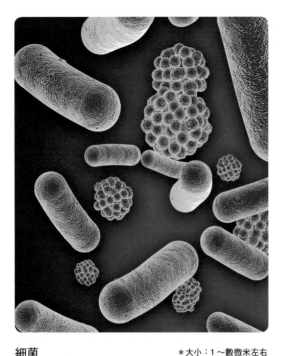

細菌　　　　　　　＊大小：1～數微米左右
· 擁有細胞結構。
· 可透過細胞分裂增殖。
· 對抗生素有反應。

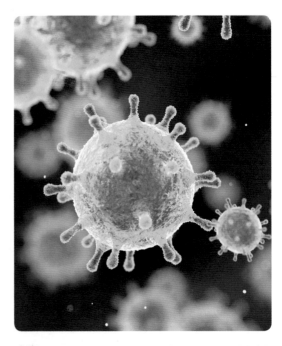

病毒　　　　　　　＊大小：0.02～0.3微米左右
· 無細胞結構。
· 無法自行繁殖，須進入其他細胞內複製遺傳資訊。
· 對抗生素無反應。

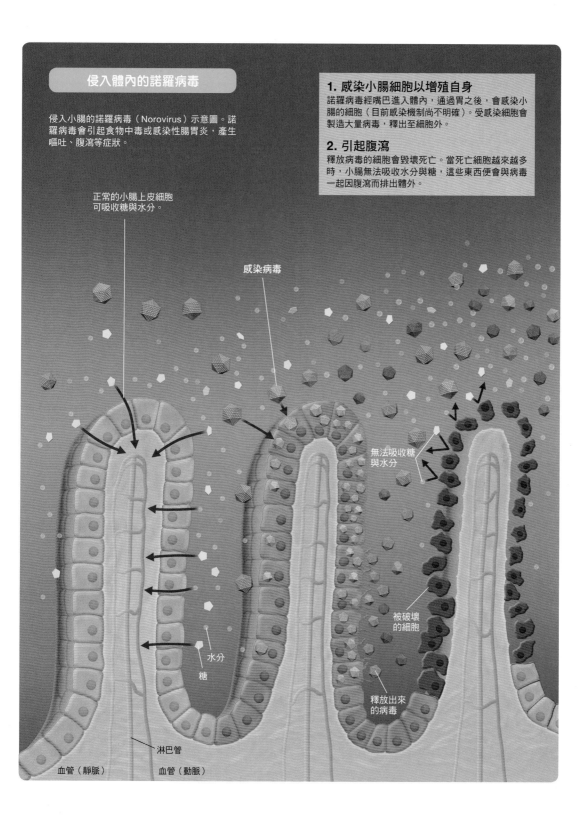

侵入體內的諾羅病毒

侵入小腸的諾羅病毒（Norovirus）示意圖。諾羅病毒會引起食物中毒或感染性腸胃炎，產生嘔吐、腹瀉等症狀。

1. 感染小腸細胞以增殖自身

諾羅病毒經嘴巴進入體內，通過胃之後，會感染小腸的細胞（目前感染機制尚不明確）。受感染細胞會製造大量病毒，釋出至細胞外。

2. 引起腹瀉

釋放病毒的細胞會毀壞死亡。當死亡細胞越來越多時，小腸無法吸收水分與糖，這些東西便會與病毒一起因腹瀉而排出體外。

正常的小腸上皮細胞可吸收糖與水分。

感染病毒

無法吸收糖與水分

被破壞的細胞

釋放出來的病毒

水分

糖

淋巴管

血管（靜脈）

血管（動脈）

抑制細菌增殖、消滅細菌的「抗生素」

「抗生素」可抑制細菌增殖、消滅細菌，藉此防止或緩和細菌感染。抗生素是由微生物製造的物質[※]。治療結核、肺炎、腦膜炎等關乎性命的細菌感染時，抗生素是不可或缺的藥物。

抗生素依藥效發揮機制可分為三大類。第一類是阻礙細菌合成細胞壁時使用的酵素運作，防止細菌增殖的「β內醯胺類抗生素」（beta-lactam antibiotic），青黴素便屬於這類；第二類是讓細菌無法繼續合成蛋白質的類型（巨環內酯類（macrolides）、四環素類（tetracycline）等）；第三類則是在細菌為繁殖而分裂時，阻礙DNA的複製（喹諾酮類、新喹諾酮類等）。

此外，每種抗生素的特性都各有不同，有些抗生素對特定細菌的效果特別強，有些抗生素的對象範圍特別廣。

※：嚴格來說，抗生素僅限於由微生物製造的抗細菌藥物。化學合成的抗細菌藥物稱作「抗菌藥」。

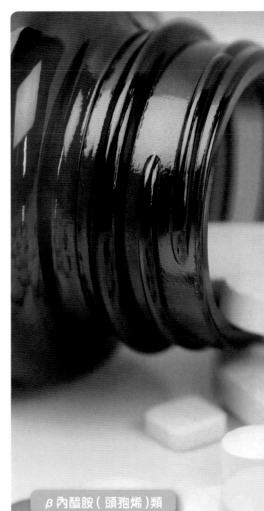

β內醯胺（頭孢烯）類

Flomox®

成分名：頭孢卡品酯鹽酸鹽水合物
（cefcapene pivoxil hydrochloride hydrate）
學名藥：頭孢卡品酯鹽酸鹽錠等

妨礙細胞壁的合成，使細菌死亡。適用於呼吸器官、眼、耳、鼻、泌尿系統、皮膚、牙齒、口腔等部位的細菌感染，以及外傷、燒燙傷、手術創傷等二次感染，可治療的病原菌範圍相當廣。

專欄
COLUMN

抗生素與副作用

某些抗生素在投藥後，會攻擊腸道內對人體有益的「益菌」。這會讓平常是少數派的細菌急速增加，引起腹痛或腹瀉，這種症狀稱作「假膜性結腸炎」（pseudomembranous colitis）。投予頭孢烯（cephem）類抗生素時，偶爾會出現這種狀況。人體內一直都與多種細菌共存，若一次殺死太多細菌，反而對人體有害。

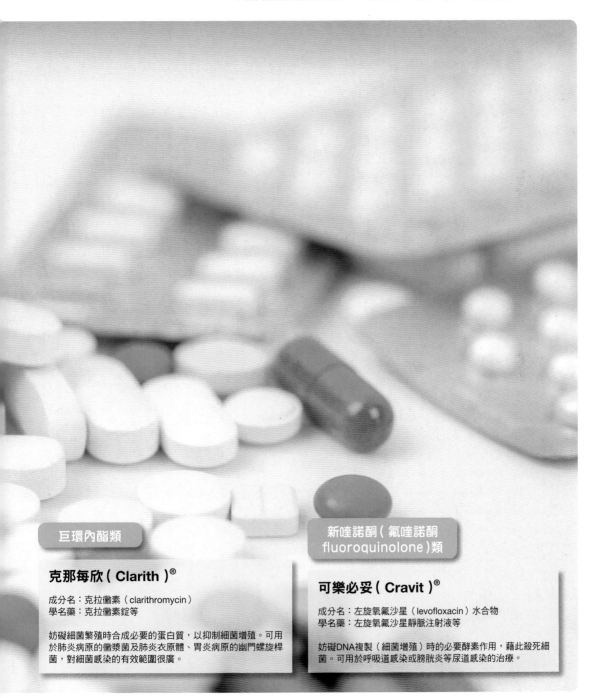

抗生素

細菌感染肇因於細菌的增殖，抗生素可抑制細菌增殖或消滅細菌。日本國內使用的抗生素達100種以上，以下為其中幾個例子。

巨環內酯類

克那每欣（Clarith）®

成分名：克拉黴素（clarithromycin）
學名藥：克拉黴素錠等

妨礙細菌繁殖時合成必要的蛋白質，以抑制細菌增殖。可用於肺炎病原的黴漿菌及肺炎衣原體、胃炎病原的幽門螺旋桿菌，對細菌感染的有效範圍很廣。

新喹諾酮（氟喹諾酮 fluoroquinolone）類

可樂必妥（Cravit）®

成分名：左旋氧氟沙星（levofloxacin）水合物
學名藥：左旋氧氟沙星靜脈注射液等

妨礙DNA複製（細菌增殖）時的必要酵素作用，藉此殺死細菌。可用於呼吸道感染或膀胱炎等尿道感染的治療。

抗藥性細菌

「抗藥性細菌」使藥物的藥效越來越差

當 細菌對抗生素產生抗性，使抗生素的藥效越來越差時，便稱作「抗藥性細菌」。許多例子顯示，抗生素在開始使用的數年內，就會出現抗藥性細菌。

為什麼會出現抗藥性細菌呢？細菌的不同個體會有不同的「特性」，有些個體擁有可以讓特定抗生素失效的基因。此外，細菌分裂時也會有一定機率發生突變（DNA複製錯

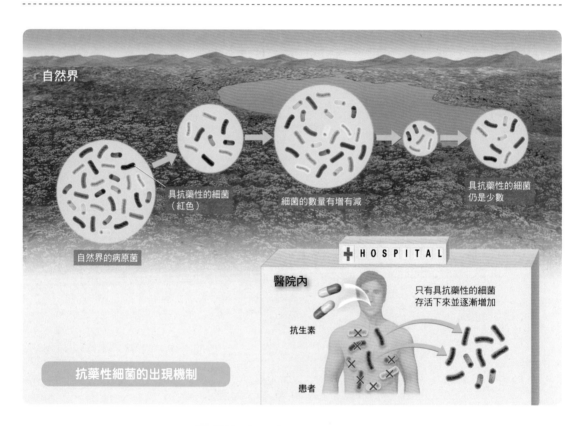

自然界

具抗藥性的細菌（紅色）

細菌的數量有增有減

具抗藥性的細菌仍是少數

自然界的病原菌

＋ HOSPITAL

醫院內

抗生素

患者

只有具抗藥性的細菌存活下來並逐漸增加

抗藥性細菌的出現機制

抗生素與
抗藥性細菌的歷史（→）

上排箭頭是主要抗生素在醫療現場開始使用的時期，下排則是以同色箭頭顯示對該抗生素具抗性的細菌出現時期。1940年青黴菌使用於醫療現場前，就已經出現對青黴菌有抗性的細菌了。

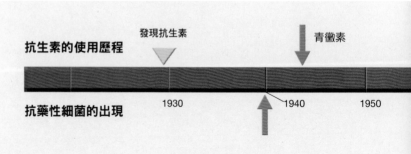

抗生素的使用歷程

發現抗生素

青黴素

抗藥性細菌的出現

1930　　　　1940　　　　1950

誤），產生不同特性的個體。

自然界中，就算是具抗藥性的個體，也不一定有生存優勢，只能算是少數派。但在醫院這種大量使用抗生素的環境下，擁有抗藥性的細菌的生存優勢壓倒性地勝過一般個體（一般個體被消滅得越多，有抗藥性的個體就會增殖越多以補上缺口）。

而且，醫院平常就會使用多種抗生素，所以在前述機制的反覆進行下，就會產生對多種藥物有抗藥性的「多重抗藥性菌」。

看到這種狀況後，各國政府也開始主導各種計畫，希望能在醫療現場減少抗生素使用（或者適當使用）。

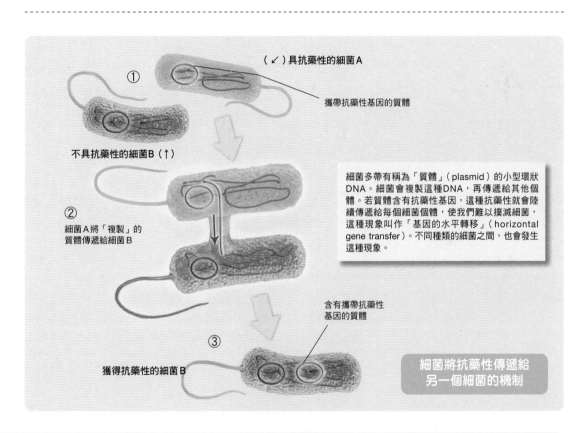

① （↙）具抗藥性的細菌A

攜帶抗藥性基因的質體

不具抗藥性的細菌B（↑）

② 細菌A將「複製」的質體傳遞給細菌B

細菌多帶有稱為「質體」（plasmid）的小型環狀DNA。細菌會複製這種DNA，再傳遞給其他個體。若質體含有抗藥性基因，這種抗藥性就會陸續傳遞給每個細菌個體，使我們難以撲滅細菌，這種現象叫作「基因的水平轉移」（horizontal gene transfer）。不同種類的細菌之間，也會發生這種現象。

③ 含有攜帶抗藥性基因的質體

獲得抗藥性的細菌B

細菌將抗藥性傳遞給另一個細菌的機制

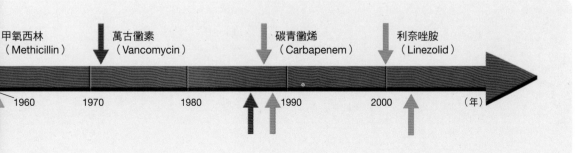

甲氧西林（Methicillin）

萬古黴素（Vancomycin）

碳青黴烯（Carbapenem）

利奈唑胺（Linezolid）

1960　1970　1980　1990　2000　（年）

抑制病毒增殖的治療藥物
運作機制

當 流感病毒在氣管等細胞內增殖，就會
造成流行性感冒。因此，只要抑制與
病毒增殖有關的特定蛋白質作用，即可緩和流

感症狀，這也是治療流感的藥物運作機制。

舉例來說，細胞合成新病毒的RNA時，需要
蛋白質「RNA聚合酶」（RNA polymeraseis），

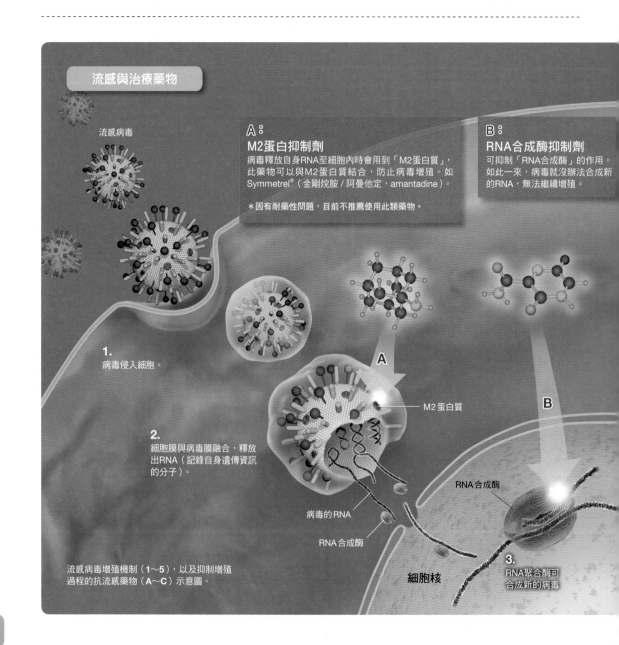

流感與治療藥物

流感病毒

A：
M2蛋白抑制劑
病毒釋放自身RNA至細胞內時會用到「M2蛋白質」，
此藥物可以與M2蛋白質結合，防止病毒增殖。如
Symmetrel®（金剛烷胺／阿曼他定，amantadine）。

＊因有耐藥性問題，目前不推薦使用此類藥物。

B：
RNA合成酶抑制劑
可抑制「RNA合成酶」的作用。
如此一來，病毒就沒辦法合成新
的RNA，無法繼續增殖。

A

B

M2蛋白質

1.
病毒侵入細胞。

2.
細胞膜與病毒膜融合，釋放
出RNA（記錄自身遺傳資訊
的分子）。

RNA合成酶

病毒的RNA

RNA合成酶

3.
RNA聚合酶可
合成新的病毒

細胞核

流感病毒增殖機制（1～5），以及抑制增殖
過程的抗流感藥物（A～C）示意圖。

而「法匹拉韋」（favipiravir，Avigan®）可干擾其RNA聚合酶的作用（下圖**B**）。

另一方面，病毒要跑到細胞外時，需要蛋白質「神經胺酸酶」（neuraminidase），而奧司他韋 [oseltamivir，克流感®（Tamiflu®）]、扎那米韋 [zanamivir，瑞樂沙®（Relenza®）] 則可抑制神經胺酸酶的作用，進而防止病毒增殖（圖**C**）。

巴洛沙韋瑪波西酯（Baloxavir marboxil）[紓伏效®（Xofluza®）] 則是相對較新的流感治療藥物。這種藥物可以直接抑制病毒增殖（抑制mRNA的合成），屬於cap依賴型核酸內切酶抑制劑（cap-dependent endonuclease inhibitor）。

＊法匹拉韋在日本國內有使用限制。

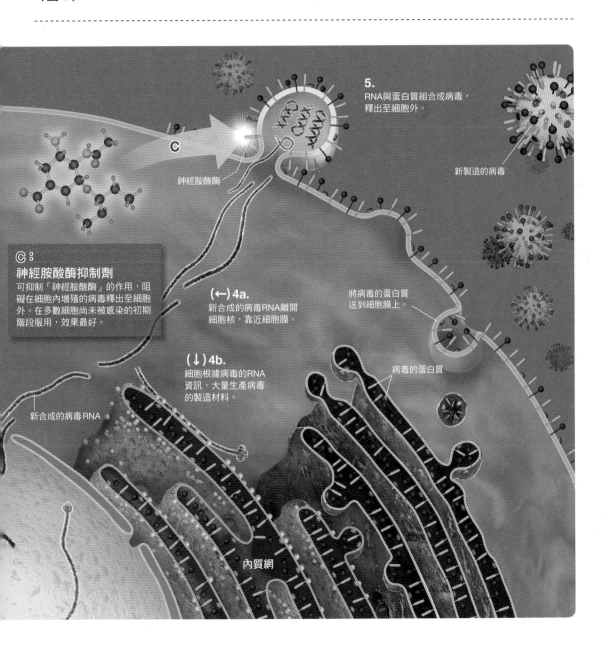

5.
RNA與蛋白質組合成病毒，釋出至細胞外。

新製造的病毒

神經胺酸酶

C：
神經胺酸酶抑制劑
可抑制「神經胺酸酶」的作用，阻礙在細胞內增殖的病毒釋出至細胞外。在多數細胞尚未被感染的初期階段服用，效果最好。

(←) 4a.
新合成的病毒RNA離開細胞核，靠近細胞膜。

將病毒的蛋白質送到細胞膜上。

(↓) 4b.
細胞根據病毒的RNA資訊，大量生產病毒的製造材料。

病毒的蛋白質

新合成的病毒RNA

內質網

每種病毒的抗病毒藥須各自獨立開發

抗病毒藥多是透過阻礙病毒的增殖，進而抑制症狀。每種病毒的增殖方式各不相同，所以每種病毒的抗病毒藥須各自獨立開發。

另一方面，有些病毒並不存在藥效明顯的藥物。譬如會引發食物中毒、腸胃炎的「諾羅病毒」或「輪狀病毒」。感染到這些病毒時，只能隨時注意病患的水分補給與營養補給，針對症狀給予治療。

過去被人們認為是「不治之症」的「HIV」（Human Immunodeficiency Virus，人類免疫不全症病毒/愛滋病毒）又如何呢？感染到HIV後，負責保護身體、對抗病原體的淋巴球

會大幅減少，故HIV可以說是讓人體失去抵抗能力的病毒。HIV的特徵是在感染後數年～數十年才會出現症狀。最後，即使是平常不會感染到的病原體，也會侵蝕病患身體，這就是所謂的「愛滋病」（Acquired ImmunoDeficiency Syndrome, AIDS，後天免疫不全症候群）。

目前研究人員已開發出了多種針對感染HIV的藥物。若病患能持續服用多種藥物（高效能抗反轉錄病毒療法，俗稱雞尾酒療法，highly active antiretroviral therapy，簡稱HAART），那麼大部分病患身上都不會出現愛滋病症狀，且病患的壽命不會遜於一般人。

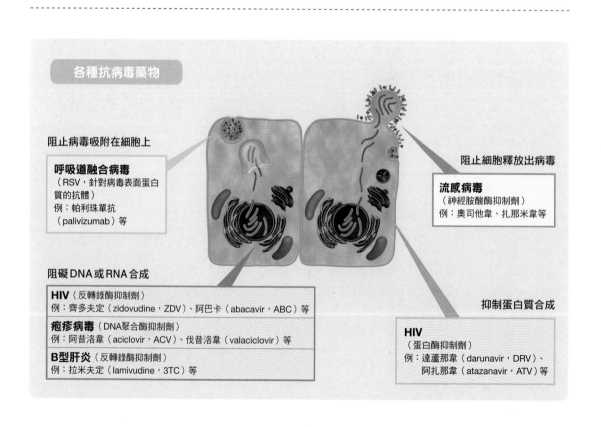

各種抗病毒藥物

阻止病毒吸附在細胞上

呼吸道融合病毒
（RSV，針對病毒表面蛋白質的抗體）
例：帕利珠單抗
（palivizumab）等

阻礙DNA或RNA合成

HIV（反轉錄酶抑制劑）
例：齊多夫定（zidovudine, ZDV）、阿巴卡（abacavir, ABC）等

疱疹病毒（DNA聚合酶抑制劑）
例：阿昔洛韋（aciclovir, ACV）、伐昔洛韋（valaciclovir）等

B型肝炎（反轉錄酶抑制劑）
例：拉米夫定（lamivudine, 3TC）等

阻止細胞釋放出病毒

流感病毒
（神經胺酸酶抑制劑）
例：奧司他韋、扎那米韋等

抑制蛋白質合成

HIV
（蛋白酶抑制劑）
例：達蘆那韋（darunavir, DRV）、
阿扎那韋（atazanavir, ATV）等

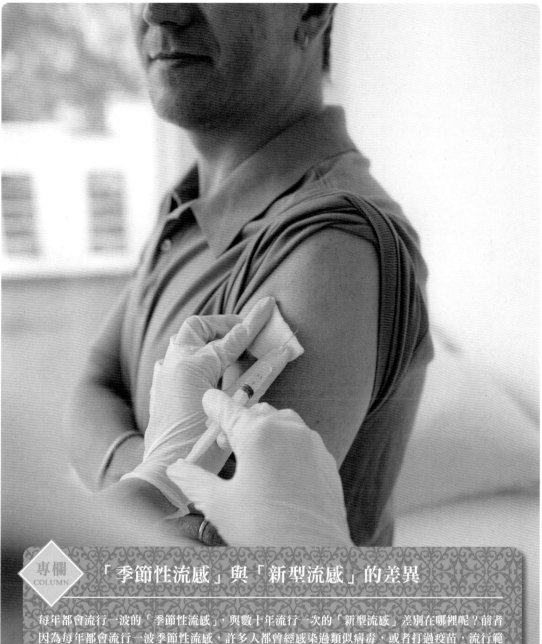

専欄
COLUMN

「季節性流感」與「新型流感」的差異

　　每年都會流行一波的「季節性流感」，與數十年流行一次的「新型流感」差別在哪裡呢？前者因為每年都會流行一波季節性流感，許多人都曾經感染過類似病毒，或者打過疫苗，流行範圍較小。另一方面，面對突然出現的新型流感時，沒有人擁有相應的免疫力，所以新型流感會急速擴大。

　　流感輕症時可被視為感冒，但若病情惡化，就會急速轉成重症，甚至導致病人死亡。因此，各國政府都會推行預防接種政策。

讓身體做好準備的 「疫苗」

接種疫苗（預防接種）可預防病毒感染所導致的重症。

接種疫苗後，身體的「免疫系統」便會做好準備。在這之後，如果病原體實際侵入體內，就會立刻啟動免疫系統，緩和症狀。不過，由於接種疫苗時，會將病原體的一部分注入體內，故會有身體發燒、手臂紅腫的副作用。

為預防脊髓灰質炎（小兒麻痺症）、麻疹、德國麻疹、流行性腮腺炎、水痘等疾病，可接種毒性弱化並製劑化的病原體，稱作「減毒疫苗」（attenuated vaccine）；為預防日本腦炎、流行性感冒、B型肝炎，可接種無毒化並製劑化的毒素，稱作「不活化疫苗」（Inactivated vaccine）。減毒疫苗的預防效果較好，但容易產生副作用。不活化疫苗的安全性較高，但效果較弱，需要接種多次。

流行性感冒疫苗的製造方法（例）

製造疫苗時，首先要提供病原體「繁殖的地方」，譬如雞蛋、老鼠的腦，或是來自昆蟲及其他動物的細胞（培養細胞）。研究人員已開發出多種培養方法以適用於不同的病毒。

另外由於新冠肺炎病毒而受到大眾矚目的「mRNA疫苗」，就是將人工合成的病原體DNA轉錄成帶著相應遺傳訊息的傳訊RNA，注射進人體，教導人體細胞辨識新冠病毒的刺突蛋白，日後接觸到真正病毒時，身體便懂得如何抵抗。

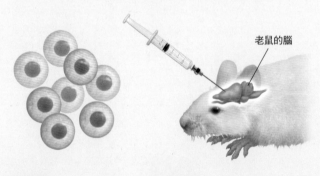

培養細胞
使用活體細胞製造疫苗的方法。因為處理過程簡單，故多種疫苗的製造都採用這種方法。不同的病毒會用不同的細胞增殖。

老鼠的腦
以前的日本腦炎疫苗，是將病毒注射至老鼠腦內培養後，使用福馬林等物質去掉其活性（殺死病毒）後精製而成。現在的「乾燥日本腦炎疫苗」，則是使用來自非洲綠猴（*Chlorocebus*）的腎細胞（Vero cells）製造。

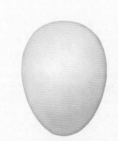

1. 培育受精卵
為受精雞蛋消毒，在38～39℃下培養約11天。雞胚的存活十分重要，如果是沒有細胞分裂的未受精卵，就無法讓病毒繁殖。另外，這些是專門為了製造疫苗而生產的受精雞蛋，故須接受嚴格的衛生管理。

尿囊膜　　　氣室

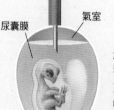

2. 病毒接種
將病毒液接種至卵的尿囊※。這個步驟由機器自動進行，以1小時3萬個的速度進行接種。

老鼠的腦

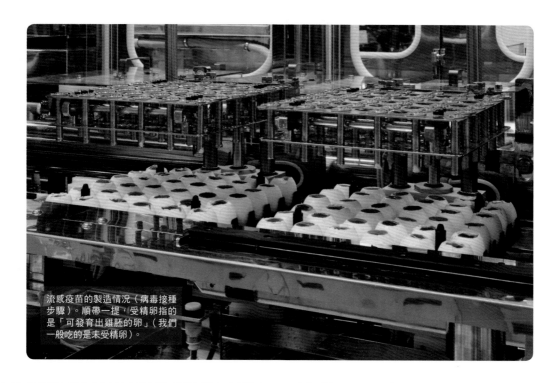

流感疫苗的製造情況（病毒接種步驟）。順帶一提，受精卵指的是「可發育出雞胚的卵」（我們一般吃的是未受精卵）。

3. 病毒培養

在溫度32～36℃、濕度60～80%的培養室內培養48～72小時，接著冷卻至4℃，停止病毒增殖。

病毒液

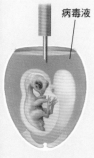

4. 採取病毒液

切開卵的氣室，採集在尿囊內增殖的病毒。1個卵約可採集到10毫升的病毒液。

5. 濃縮、精製

使用膜過濾病毒液，去除雜質並濃縮。接著用離心機去除卵的成分，精製病毒液。

6. 乙醚處理

用「乙醚」這種藥品處理病毒液，使病毒分子裂解成許多片段（去活化）。不過病毒表面的血球凝集素（hemagglutinin, HA）、神經胺糖酸酶（neuraminidase, NA）等蛋白質（疫苗的主成分）仍會被保留下來。

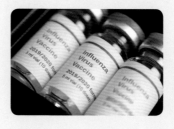

疫苗製造完成

將原液調整濃度，分裝至瓶內，便完成了疫苗製造（流感HA疫苗）。

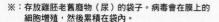

※：存放雞胚老舊廢物（尿）的袋子。病毒會在膜上的細胞增殖，然後累積在袋內。

製造讓病毒及時反應的「記憶細胞」

具體來說，疫苗是如何發揮作用的呢？

以流感疫苗為例，免疫細胞會去攻擊侵入體內的疫苗有效成分。

免疫細胞排除「敵人」後，如果之後再碰到相同的敵人，第二次產生的反應會比第一次大得多。這是因為免疫細胞記住了過去入侵過的敵人的特徵（免疫記憶，immune memory）。也就是說，免疫系統透過疫苗記住敵人，當擁有更強毒性的「正牌」病毒入侵時，可以更快消滅這些病毒（更快減緩症狀）。

不過，流感病毒的表面結構（HA或NA的不同蛋白質組合：亞型hipotype）容易改變。疫苗的分子結構如果沒有和流感病毒表面結構完全相同的話，對該類流感病毒就無法發揮效果。目前醫學界會先預測當年可能流行哪種亞型的病毒，然後製造相應的疫苗。因為預測可能會失準，所以人們也期待醫學界能開發出可應對所有亞型的疫苗。

流感疫苗如何發揮效果

流感的HANA（hemagglutinin-neuraminidase）抗原（antigen：可誘發免疫系統產生抗體的物質）

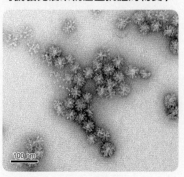

100 nm

接種疫苗後，在免疫系統的運作下會產生記憶細胞（**A**）。待「正牌」病毒入侵時，記憶細胞便會直接開始攻擊病毒（**B**）。

氣管黏膜是流感病毒感染、入侵時的第一道防線。目前流感疫苗還無法提升氣管黏膜的免疫力。另外，要是HA與NA的蛋白質組合亞型不同，疫苗便無法發揮效果，所以我們沒辦法斷言「打了疫苗就不會得流感」。

流感病毒

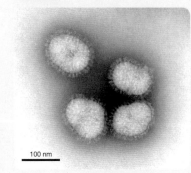

100 nm

專欄 COLUMN 強化對病原體記憶的「佐劑」

疫苗內除了有效成分之外，可能還混有其他成分，譬如「佐劑」（adjuvant）。佐劑可刺激免疫細胞，強化免疫細胞對病原體資訊的記憶。以流感疫苗而言，添加佐劑後，只要接種一劑疫苗，免疫系統就會做好準備。另外，佐劑還可以減少每個人需接種的有效成分量，所以用同樣的原料可以製作出更多疫苗。不過，佐劑可能會讓人產生發燒等副作用，所以目前學界正在開發對接種者更有益的佐劑。

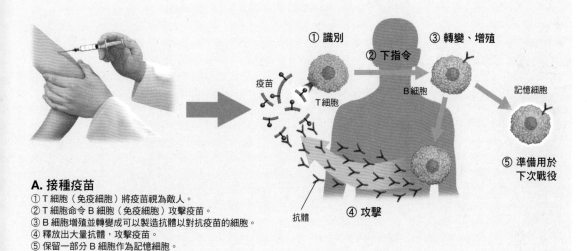

A. 接種疫苗

① T 細胞（免疫細胞）將疫苗視為敵人。
② T 細胞命令 B 細胞（免疫細胞）攻擊疫苗。
③ B 細胞增殖並轉變成可以製造抗體以對抗疫苗的細胞。
④ 釋放出大量抗體，攻擊疫苗。
⑤ 保留一部分 B 細胞作為記憶細胞。

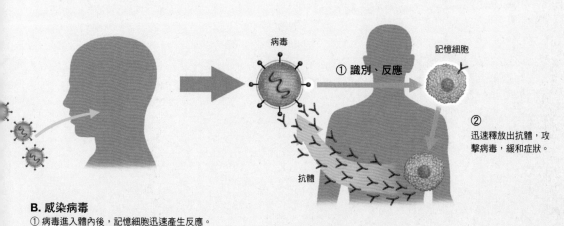

B. 感染病毒

① 病毒進入體內後，記憶細胞迅速產生反應。
② 釋放出抗體，攻擊病毒。

防止結核重症化的「卡介苗」

「**結**核」是由結核桿菌引起的傳染病。早期會出現咳嗽、有痰等類似感冒的症狀，之後會出現胸痛、倦怠感，接著結核菌會從肺開始，陸續破壞各內臟的功能。結核病自古埃及時代起便已存在，日本最早出現於彌生時代晚期（距今1,800年前）。特別是從江

結核桿菌與結核

結核桿菌會隨著咳嗽與噴嚏（飛沫）排出體外，透過空氣傳播給其他人，細菌本身並沒有那麼強。感染到結核桿菌的人中，有10～15%會在1～2年內發病，免疫力高的健康者幾乎不會發病。不過，結核病無法根絕，臺灣衛福部《臺灣結核病防治年報2020》指出，仍有新案例7823人感染，死亡人數460人。

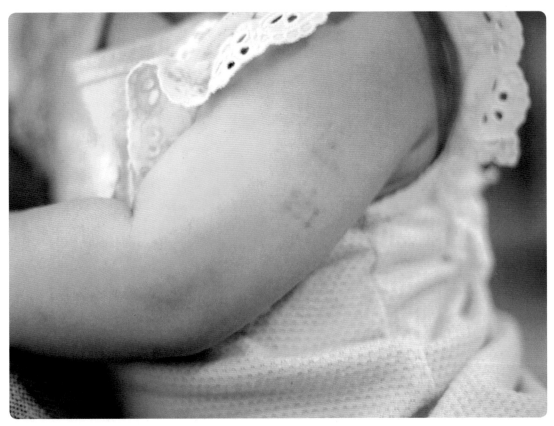

許多人在小時候都有接種過卡介苗。上方照片是在手臂上接種疫苗的「皮內注射」（intradermal injection）痕跡。

戶、明治時代，一直到昭和20年代（1950年左右），結核病在日本的死亡率一直相當高，甚至被日本人稱作「國民病」（亡國病）。

直到「卡介苗」（Bacillus Calmette-Guérin vaccine, BCG）的出現，才讓結核病死亡率大幅降低。卡介苗是將牛結核病體中的結核菌減毒化後製成的疫苗，1924年時，醫學家志賀潔（1871～1957）將卡介苗引入日本，並

在之後的研究證實了卡介苗的效果。於1949年時，日本法律訂定了卡介苗的接種規範。

另外，由於「鏈黴素」（streptomycin）這種抗結核藥物的化學療法普及，使得結核病的罹病率、死亡率皆大幅下降。

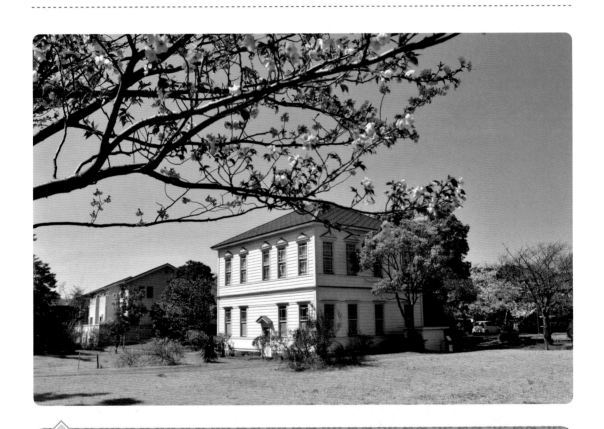

專欄 COLUMN 結核病療養院

結核病療養院（sanatorium）是專門照顧結核病患的長期療養院，通常設置在陽光充足、空氣乾淨的高原或海邊。在以結核病蔓延年代為背景的小說或電影中，常可看到結核病療養院登場。順帶一提，吉卜力工作室製作的動畫電影《風起》（風立ちぬ）中，主角菜穗子居住的院所，就是以日本長野縣的「富士見高原療養所」為原型。日本的結核病療養院數量在1956年時達到頂峰的713所，後來隨著疫苗與新型治療法的普及，數量逐漸減少。到了2013年，最後一個院所關閉，結核病療養院的任務終於告一個段落（上方照片為神奈川茅崎市的結核病療養院「南湖院·第一病舍」）。

COLUMN

排除體內入侵者的「免疫系統」

我們的身體一直暴露在來自外界的病原體（細菌、病毒等）以及過敏原（造成過敏的物質）中。「免疫」系統可保護身體不被這些異物威脅。所謂的免疫，是指辨別自身與異物，並排除異物的能力。

我們身體的免疫由「免疫系統」負責，透過兩種機制防止異物入侵。第一種是我們出生時便具備的「先天免疫」（innate immunity），先天免疫是第一道防線，皮膚與黏膜是主戰場，可排除大多數異物。

「後天免疫」（adaptive immunity）則是對抗侵入體內異物的第二道防線。在演化的過程中，只有脊椎動物獲得了後天免疫這種複雜的免疫系統。後天免疫系統可攻擊、破壞被病毒感染的細胞，還可針對特定異物（抗原）製造攻擊力強的「抗體」，有效率地排除這些異物。

發炎是呼叫援軍的警報

免疫細胞是免疫系統的「士兵」，它們誕生自骨髓內的「造血幹細胞」。免疫細胞誕生後，透過血管循環至身體每個角落，再由「淋巴管」回收，淋巴管中的淋巴液流經淋巴結，清除液體中的病毒與細菌等異物，最後流入頸基部的靜脈（血管）。

讓我們以病毒入侵體內的狀況為例，介紹各種免疫細胞的功能吧。先天免疫細胞包括「自然殺手細胞」（NK細胞）、「嗜中性白血球」、「樹突細胞」、「巨噬細胞」等。這些細胞發現異物時，就會主動吞噬並破壞這些異物。

逃過先天免疫細胞吞噬的病毒會感染體內細胞，將其轉變成「病毒複製工廠」，製造並釋放出大量病毒。到這個階段，人體便無法只靠先天免疫應付病毒，需要啟動後天免疫才行。

從先天免疫進入後天免疫的過程中，會出現「發炎」這個重要反應。發炎反應會在感染後4小時左右發生。樹突細胞與巨噬細胞會來到受病毒感染的細胞附近，釋出發炎物質，吸引其他免疫細胞往該處聚集。這些發炎物質就像警報一樣，大聲喊出「入侵者在這裡！」呼叫其他免疫細胞前來支援。此外，發燒、咳嗽、有痰等症狀都是免疫細胞攻擊的結果。

後天免疫細胞大約在感染後4天開始活躍。「B細胞」、「殺手T細胞」、「輔助T細胞」會為了排除病毒而發起總攻擊※。這樣便能阻止病毒擴大感染，不久後病毒就會從體內消失。

※：發炎反應時，「輔助T細胞」可從樹突細胞等細胞那裡，獲得入侵之病毒的資訊，再依據這些資訊發出攻擊指令。

與免疫系統有關的器官

胸腺
從未成熟的T細胞中篩選出適當的T細胞，培育至成熟後釋出。

淋巴結
由淋巴管相互連接成網絡，是免疫細胞的活動基地，會在此排除異物。

與病原體戰鬥的「免疫細胞」

與病原體戰鬥的各種免疫細胞示意圖。我們常說人在得病後會「免疫力下降」。所謂的免疫力，指的是淋巴球等免疫細胞的能力，再加上體力、意志力等，是人體抵抗病原體的「綜合能力」。但這不是學術性的表示方式，難以寫成具體化的數值。

先天免疫

NK 細胞
破壞病毒及受病毒感染的細胞。

嗜中性白血球
可吞噬細菌或病毒，再以酵素或活性氧破壞這些異物。

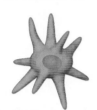

樹突細胞
可吞噬異物，再將其資訊傳遞給輔助T細胞。

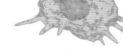

巨噬細胞
可吞噬、消化異物，並將其資訊傳遞給輔助T細胞。

嗜酸性白血球
可用酵素等武器攻擊寄生蟲等大型異物。

後天免疫

輔助T細胞
可對B細胞與殺手T細胞發出攻擊指令。

抗體

B細胞
製造、釋出抗體。部分B細胞會記住曾釋出的抗體，為未來做好防備。

調節T細胞
異物排除工作結束後，可終止免疫反應。

殺手T細胞
可攻擊、破壞受病毒感染的細胞。

造成免疫力下降的各種因素

淋巴管
分布全身的免疫細胞移動通道。免疫細胞可透過血管、淋巴管（血液或淋巴液）移動到體內各處。NK細胞、T細胞、B細胞在1天內便可循環體內一周。

壓力
黏膜功能減弱、免疫細胞活性降低。

乾燥
黏膜功能減弱，使異物容易入侵。

睡眠不足
睡眠可活化免疫細胞，睡眠不足會降低免疫細胞活性。

高齡
免疫細胞功能減弱、數量減少。

菸
其有害物質會降低免疫細胞活性。

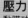

遺傳
與免疫有關的基因功能異常。

酒精
酒精分解後的毒性產物會讓免疫系統多項功能惡化。

愛德華‧簡納

開發出預防天花方法的「簡納」

18 世紀時，「天花」病毒傳染病在歐洲爆發大流行。得到天花的病患會出現發燒、頭痛等症狀，退燒後皮膚還會起疱疹。疱疹治癒後，臉、皮膚上還會留下「痘痕」。而且天花的致死率相當高（10～20%），估計100年內有6000萬名患者病死。

負責診療天花的英國醫師簡納（Edward Jenner，1749～1823）發現，與都市女性相比，鄉下女性比較不容易罹患天花。這讓他覺得事有蹊蹺。

有天，簡納聽到在農場負責擠牛奶的女工說：「得過牛痘的人，不會得天花。」牛痘是牛的傳染病，與天花相似。接觸牛的人類可能會感染到牛痘，不過症狀相當輕微。

簡納幾經思考，猜想造成牛痘與天花的「原因」或許相同，當這個病原體進入動物身體時，致病力或許會被削弱。那麼如果將這個「原因」先注入體內，身體或許就會產生「能對抗天花」的某種東西了。

讓死者遽減的「牛痘接種」

為了確認自己的想法是否正確，簡納開始進行人體實驗。首先，他從女性牛痘病患的受感染組織中擠出膿，然後種痘（接種）到8歲少年身上。過了數個月後，再取天花病患的膿，植入該少年體內。原本這是會讓少年罹患天花的高風險行為，不過就像簡納想的一樣，少年並沒有罹患天花。

簡納在這之後仍反覆實驗，並將結果整理成論文發表。就這樣，簡納開發的「牛痘接種法」在國家的補助下，急速推廣至各地，使天花的死亡人數遽減。

簡納

從牛痘患者身上取出膿液，再「接種」至孩子身上。簡納在人們還不曉得病原體是什麼的時代，就像已經知道免疫系統如何運作一樣，確立了疾病的預防方法。

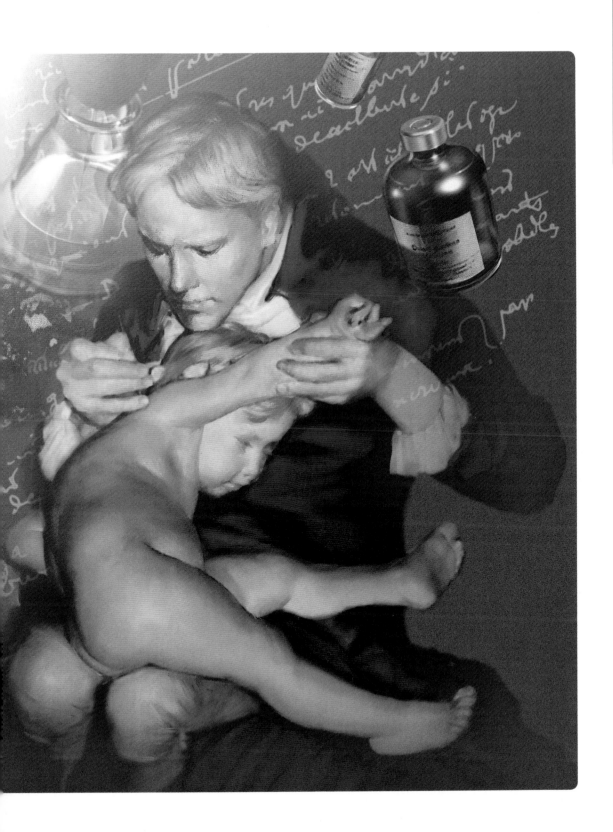

推廣種痘拯救許多人的江戶時代醫師「緒方洪庵」

江戶時代的日本，各地也都在流行天花。天花的傳染力很高，一旦流行起來就無計可施，人們的不安持續不斷擴散。

大阪的開業醫生緒方洪庵（1810～1863）從荷蘭的文獻中，看到了簡納開發的「痘苗」（種痘用液體）。某天，日野鼎哉醫師取得痘苗，在京都為人接種，獲得不錯的成效。聽聞這件事的洪庵，馬上前往拜訪鼎哉，請求分一些痘苗給他。

獲得痘苗的洪庵在大阪開設了「除痘館」，以此為據點為許多人種痘（預防接種）。不過有很多人對種痘有偏見或感到不安，初期推

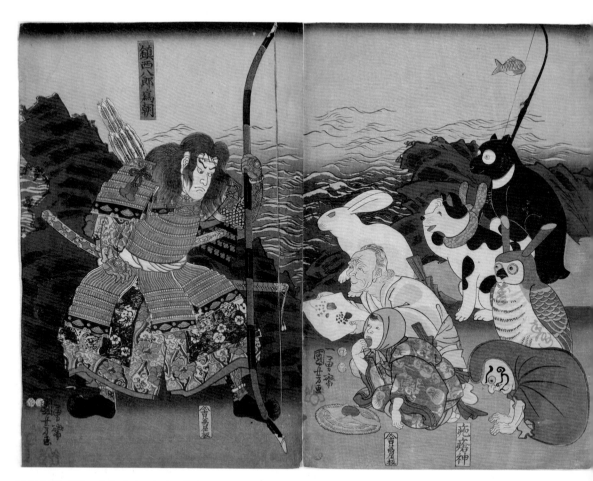

歌川國芳《鎮西八郎為朝 疱瘡神》
名為「疱瘡繪」的浮世繪，可做成護身符，裝飾在病患枕頭上，保佑病患不被天花感染。圖中央的老人與小孩是疱瘡神，左方則是驅趕疱瘡的武將源為朝。
＊收藏：東京都中央圖書館特別文庫室

廣工作室礙難行。不過在洪庵等人的努力下，種痘風氣逐漸擴展開來，最後成為幕府承認的活動。

洪庵除了致力於天花的預防工作之外，也翻譯了許多重要的蘭學書（來自荷蘭的科學書籍），並執筆寫下日本第一本病理學書籍《病學通論》，留下許多功績，是日本醫學發展史中不可或缺的人物。

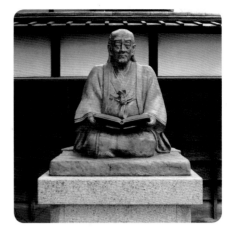

緒方洪庵的銅像。洪庵會為貧窮的人們免費種痘。

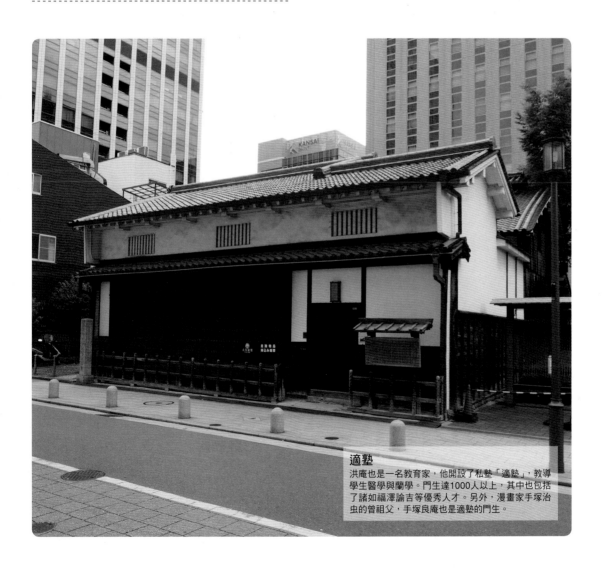

適塾
洪庵也是一名教育家，他開設了私塾「適塾」，教導學生醫學與蘭學。門生達1000人以上，其中也包括了諸如福澤諭吉等優秀人才。另外，漫畫家手塚治虫的曾祖父，手塚良庵也是適塾的門生。

路易士・巴斯德

建立預防接種基本機制的「巴斯德」

法國化學家巴斯德（Louis Pasteur，1822～1895）在1879年，將減毒的「禽類霍亂」偶然注射至雞隻體內，發現受注射的雞隻不會罹患霍亂。於是巴斯德便透過接種人工減毒的病原菌，確立了預防疾病的機制。

巴斯德將這種「減毒的病原菌」稱作「疫苗」（vaccine），這個字源自拉丁語的「母牛」（vacca），這是為了向簡納致敬。

巴斯德後來還發明了各種疾病的疫苗，包括「炭疽病」（由炭疽菌造成的高致死率傳染病，不只會感染動物，也會感染人）、「狂犬病」（被帶有狂犬病毒的動物咬到後就會發病，致死率幾乎達100%）等，對全世界帶來莫大的影響。

另外，巴斯德在細菌學上也貢獻良多。譬如防止葡萄酒、啤酒、牛奶腐敗的「低溫殺菌法」，英文寫成「pasteurization」，就是源自提出這種方法的巴斯德。

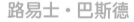

路易士・巴斯德

右圖是為家畜預防接種炭疽病疫苗的巴斯德。順帶一提，得過一次病後，就不會得到相同疾病的現象，稱作「不二次現象」，也就是現代所謂的「免疫力」。人類直到19世紀中葉才開始瞭解免疫機制的運作方式，不過自古以來就知道不二次現象的存在。巴斯德和簡納就是覺得或許能用這種機制預防疾病。

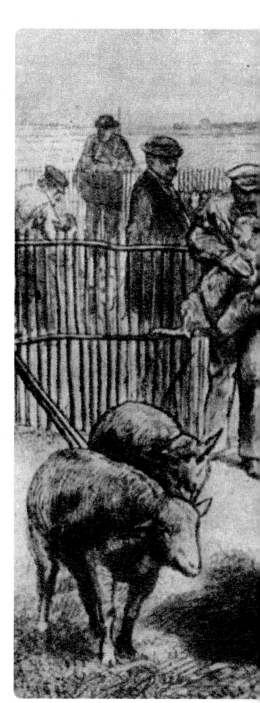

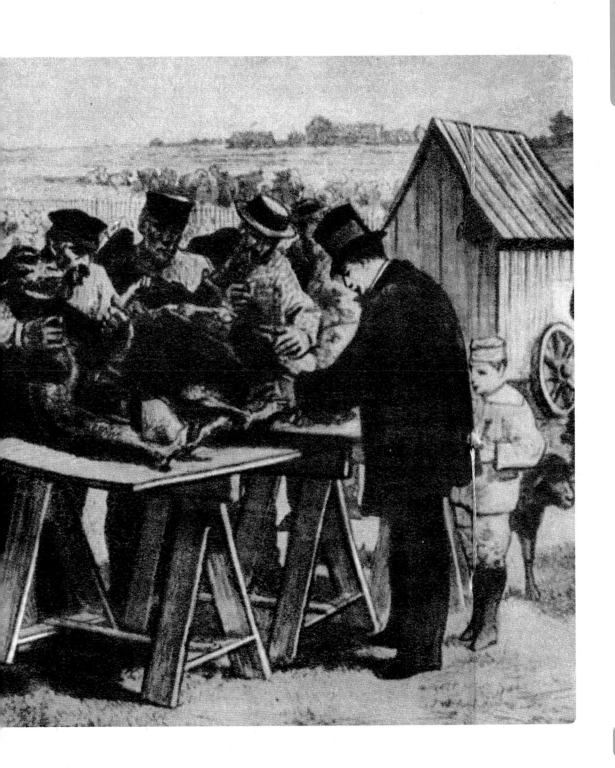

證明微生物與疾病關係的「柯霍」

證明疾病起因是微生物（病原體）的人是德國的柯霍（Robert Koch，1843～1910）。過去的人們認為，疾病的起因是體內的「液體」，所以會將為病人「放血」視為一種正規的醫療行為。然而，放血療法並沒有科學上的根據。

柯霍平時是一名為病人診療的開業醫生，私下則會用妻子給他的生日禮物——顯微鏡，觀察各種微小事物。當時正流行「炭疽病」，有天柯霍用顯微鏡觀察罹患炭疽病的綿羊、牛血液，發現血液中漂浮著極小的棒狀物（炭疽菌）。他將這些棒狀物擦在老鼠身上，發現老鼠因此而病死。

後來柯霍到柏林大學醫學系，與助手們埋頭於相關研究中，發現了當時大流行而引起大眾恐懼的「霍亂菌」與「結核菌」，為細菌學與免疫學的發展帶來了很大的貢獻。

柯霍

柯霍與巴斯德同被稱為「近代細菌學之父」。因發現炭疽菌而成為著名細菌學者的柯霍，帶領出了發現傷寒沙門氏菌的加夫基（Georg Gaffky，1850～1918）、發現白喉桿菌的呂弗勒（Friedrich Loeffler，1852～1915）、開發出新化學療法的埃爾利希（Paul Ehrlich，1854～1915），以及北里柴三郎（→第78頁）、貝林（→第80頁）等世界級的研究者。

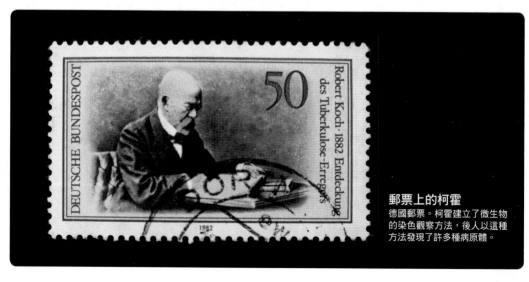

郵票上的柯霍
德國郵票。柯霍建立了微生物的染色觀察方法，後人以這種方法發現了許多種病原體。

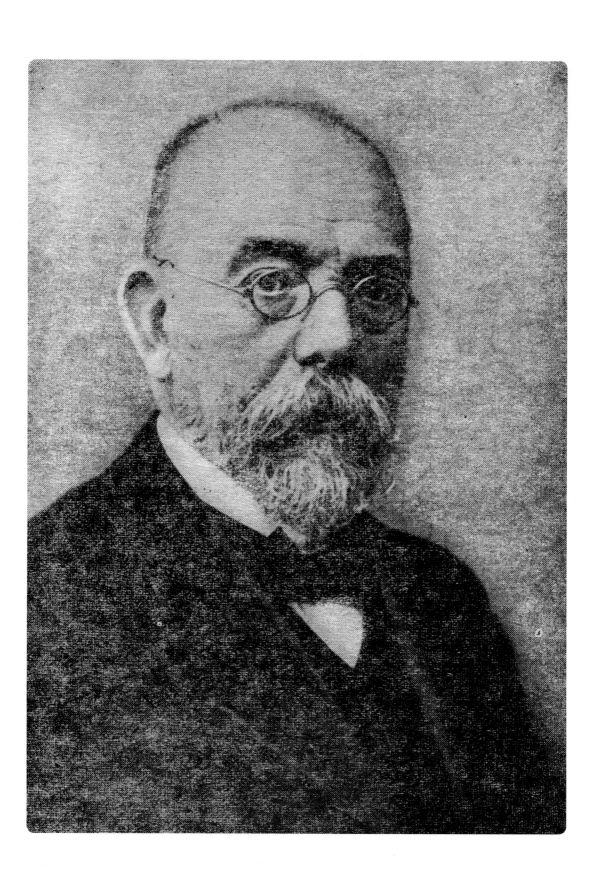

因成功培養破傷風桿菌而聞名的「北里柴三郎」

說 到日本的免疫學先驅，就不得不提到北里柴三郎（1853～1931）。柴三郎在33歲時，到柏林大學留學6年，是在柯霍底下進行各種研究的學者之一。

當破傷風桿菌從傷口侵入，造成細菌感染，就是所謂的「破傷風」，患者會因此全身肌肉劇痛、抽搐。當時人們認為破傷風桿菌的純培養是不可能的任務，但柴三郎卻培養成功，驚動了世界各地的學者。破傷風的症狀是由細菌分泌的毒素造成，而非細菌本體。實驗發現，若將破傷風毒素稀釋後注入老鼠體內，老鼠也會得到破傷風。

柴三郎持續研究這個現象。他在「注射了毒素後也不會出現破傷風症狀」的老鼠血液中，發現能與破傷風毒素反應，並破壞毒素的「抗毒素」（現在稱為抗體）。於是他開發出「使用含有抗毒素之血清※」治療病患的「抗破傷風血清」，治療與預防破傷風，拯救了許多人的性命。

※：血液的液體部分。血清療法中，會將細菌一點一點地送入人類或動物體內，再以血清中產生的抗體對抗病原體。

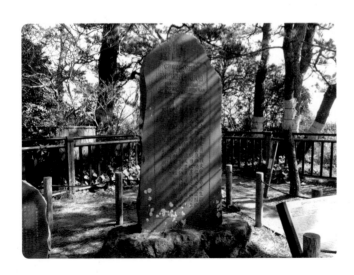

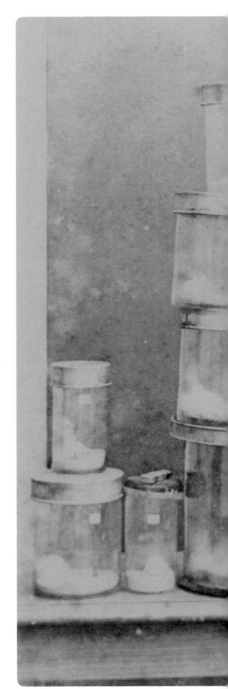

北里柴三郎

下方照片是拿著厭氧菌培養裝置的柴三郎。左邊疊起來的東西是飼養老鼠的容器。從德國回來的柴三郎，在1892年時建立「傳染病研究所」（現在的東京大學醫科學研究所）。許多研究者匯聚於此，交出了豐碩的研究成果。譬如志賀潔發現痢疾桿菌、北島多一發現蛇毒血清療法等。

左下照片是神奈川縣鎌倉市稻村崎的「柯霍紀念碑」。柯霍於1908年來到日本，拜訪了柴三郎與鎌倉，人們於1912年立了這個碑。

北里柴三郎

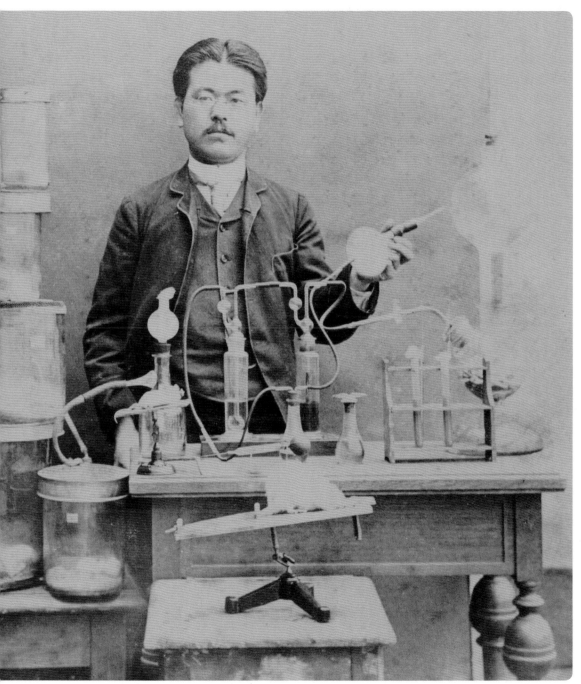

＊圖片提供：學校法人北里研究所 北里柴三郎紀念室

發表了白喉血清療法的「貝林」

德國軍醫貝林（Emil Behring，1854～1917）在服役結束後，成為陸軍醫科大學的講師。在那裡，貝林遵從軍隊幹部的方針，師事柏林大學的柯霍，持續推展預防醫學的研究。

貝林應用柴三郎開發的破傷風血清療法為病患治療，並與柴三郎合作研究「白喉※」的血清療法。1890年12月，兩人聯名發表了破傷風與白喉的血清療法論文。論文中提到，以破傷風桿菌與白喉桿菌做實驗，得到的兔子的血清中含有抗毒素，可以破壞這些細菌產生的毒素。

不久後，貝林獨自發表了白喉的血清療法，並因此獲得了第一屆諾貝爾生理醫學獎（指導貝林的柯霍後來也得了獎）。主導研究的柴三郎有進入最終名單，卻沒有得到諾貝爾獎。

※：白喉桿菌造成的嚴重傳染病，主要感染對象為免疫力較弱的小孩，當時的致死率達40%。

諾貝爾獎

瑞典化學家諾貝爾（Alfred Nobel，1833～1896）創立了「諾貝爾獎」，頒發給為人類做出貢獻的研究者，從1901年起開始頒發。諾貝爾獎包括化學、物理等六個領域。其中，由生理醫學獎的頒發對象，可以看出免疫學對人類的貢獻。以貝林為首，柯霍（1905）、梅契尼可夫（1908）、伯內特（Macfarlane Burnet，1960）等免疫學學者都獲得了生理醫學獎。1987年，闡明抗體多樣性運作機制的利根川進，成為了日本第一位獲得諾貝爾生理醫學獎的人。

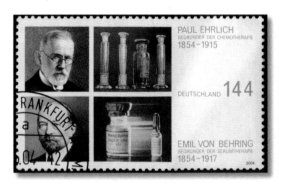

貝林（→）

貝林曾與發現口蹄疫病毒的細菌學者弗洛施（Paul Frosch）、研究腦的醫師韋尼克（Carl Wernicke）等來自各領域的研究者頻繁交流。

上圖為德國郵票，左下方就是貝林。左上方是與貝林一起研究白喉的細菌學家埃爾利希（1854～1915）。

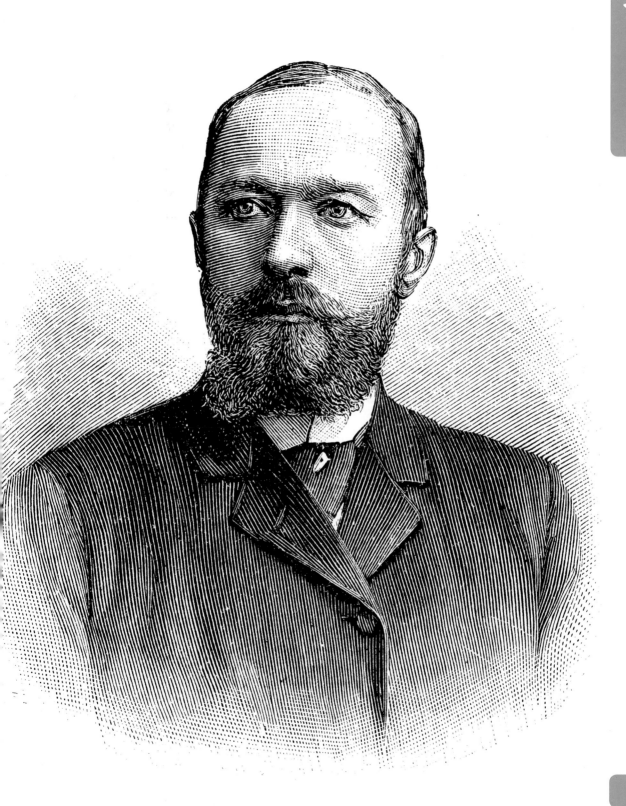

提出白血球吞噬作用的「梅契尼可夫」

俄 羅斯的梅契尼可夫（Ilya Mechnikov，1845～1916）是奠定免疫學基礎的重要人物之一。

有天梅契尼可夫用顯微鏡觀察海星幼體時，他心血來潮試著用玫瑰刺去刺海星。發現海星體內的遊走細胞（planocyte，在組織內自由移動的細胞）便聚集了起來，包覆住玫瑰刺。看到這一幕的梅契尼可夫大感驚奇，他想像海星的遊走細胞可能會吞噬有害的細菌，以保護個體性命。而人體內的遊走細胞（白血球），或許也會吞噬自外部侵入的細菌，以保護個體。

梅契尼可夫為了證明自己的假說而開始進行研究，後來他出版了《傳染病與免疫》一書，主張血液內細胞與細菌的戰鬥，是免疫的基本架構。

相對於此，貝林則主張「與細菌戰鬥的是血液內的特定成分（抗毒素）」，反對梅契尼可夫的主張。兩人的主張在當時的國際學界中引起了激烈爭論，從現今觀點看來，兩者都正確。梅契尼可夫主張的是由吞噬細胞進行的免疫[※]，貝林主張的則是由抗體產生的免疫。

※：嗜中性白血球（白血球的一種）與巨噬細胞皆屬於吞噬細胞（遊走細胞的一類）。吞噬細胞可破壞（吞噬）侵入體內的異物，藉此排除異物。

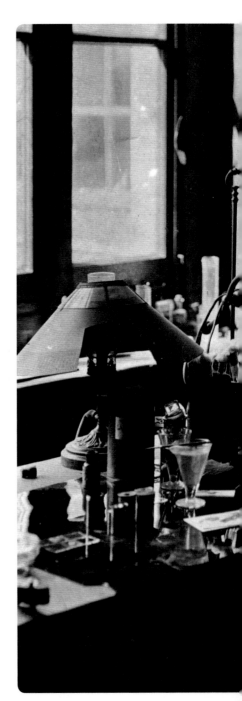

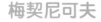
梅契尼可夫

因上方介紹的免疫相關研究，讓梅契尼可夫在1908年，與德國的埃爾利希一同獲得了諾貝爾生理醫學獎。梅契尼可夫晚年對腸道細菌很感興趣，發表了與衰老有關的論文。

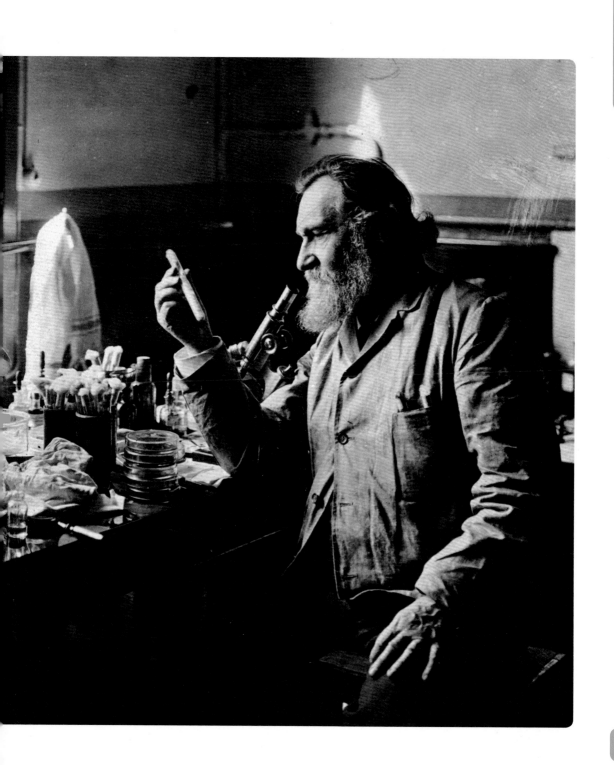

COLUMN

藉由疫苗預防、治療癌症

我們的體內有一套免疫系統隨時待命。免疫系統不只會攻擊從體外侵入的「外來物質」，也會攻擊體內產生的「癌細胞」。

當細胞出現異常，在體內不受限制地增殖時，就會生成癌細胞。異常增殖的癌細胞會陸續侵入各個內臟。

癌症的主要治療方式，是使用抗癌劑的「化學療法」。近年來，透過免疫系統功能的提升來治療癌症的「免疫療法」（癌症疫苗療法）開始受到矚目。

用疫苗預防、治療癌症

有些癌症就像「B型肝炎」、「成人T細胞白血病」（ATL）一樣，是因為病毒感染所導致，故可透過疫苗來預防或治療這些癌症。

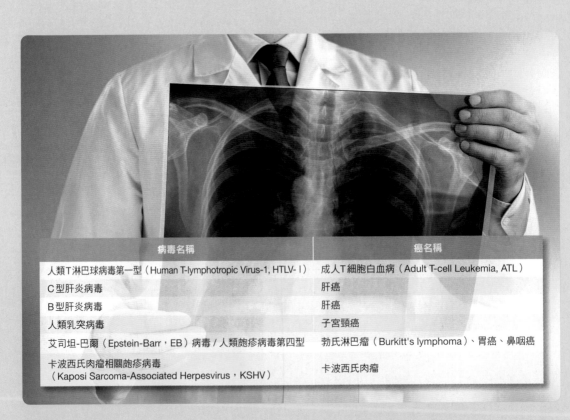

病毒名稱	癌名稱
人類T淋巴球病毒第一型（Human T-lymphotropic Virus-1, HTLV-I）	成人T細胞白血病（Adult T-cell Leukemia, ATL）
C型肝炎病毒	肝癌
B型肝炎病毒	肝癌
人類乳突病毒	子宮頸癌
艾司坦-巴爾（Epstein-Barr，EB）病毒／人類皰疹病毒第四型	勃氏淋巴瘤（Burkitt's lymphoma）、胃癌、鼻咽癌
卡波西氏肉瘤相關皰疹病毒（Kaposi Sarcoma-Associated Herpesvirus，KSHV）	卡波西氏肉瘤

引起癌症的病毒

目前已知有六種病毒會引起癌症（參考上表）。肆虐全球的癌症中，約有15%是由病毒造成。由病毒造成的癌症中，被病毒感染的細胞會異常增殖，轉變成癌細胞。另外，即使被這些病毒感染，可能還得經過數月甚至數年才會發病，並非一旦感染就會馬上出現癌症。

癌症疫苗可分為「預防疫苗」與「治療疫苗」。預防疫苗的內容物為病原體（病毒）的蛋白質或肽鏈（非常短的蛋白質片段）。運作機制與一般疫苗相似，會將這些物質事先注入體內，遭到病毒感染時，身體就可以立刻發動攻擊。

預防疫苗目前已應用在預防由「人類乳突病毒」（human papillomavirus，HPV）造成的子宮頸癌，以及預防由「B型肝炎病毒」造成的肝癌上。以前者為例，假設所有12歲以上的女性皆注射了疫苗，那麼子宮頸癌的罹患率、死亡率可減少大約70%[※]。

另一方面，治療疫苗是在病患罹癌時才使用的疫苗。其內容物是加工後的癌細胞，或是與癌有關的蛋白質、DNA、分布於癌細胞表面的肽鏈，讓殺手T細胞認識這些分子。在剛發現癌細胞團（腫瘤）時，癌細胞的數量遠多於能攻擊癌細胞的免疫細胞。所以說，治療疫苗的目的就是在體外製造出各種癌細胞的片段，送入體內給免疫細胞識別，以增加免疫細胞的數量。

至今，已被正式認可的治療疫苗，僅有攝護腺癌的「普列威」（Provenge®，開發者為美國的Dendreon公司，臺灣、日本皆尚未認可）。不過，目前日本的多個製藥公司皆致力於開發針對各種癌症的疫苗，譬如「食道癌」、「泌尿道上皮細胞癌」等。

目前日本所有死因中，每4名男性，就有1名死於癌症；每6名女性，就有1名死於癌症。未來除了標準治療的新技術之外，癌疫苗治療的發展也備受矚目。

※：日本國立感染研究所依據海外資料計算出來的結果。其中，人類乳突病毒有多種類型，疫苗無法防堵所有類型的人類乳突病毒。

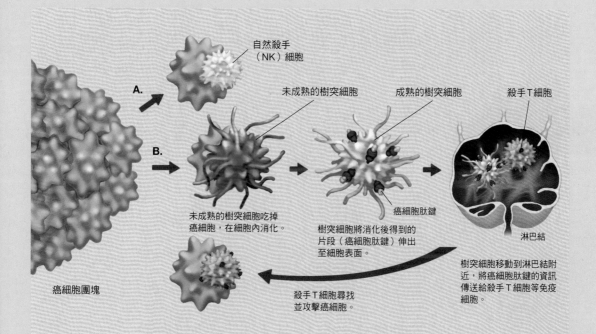

自然殺手（NK）細胞

A.

B.

未成熟的樹突細胞

成熟的樹突細胞

殺手T細胞

未成熟的樹突細胞吃掉癌細胞，在細胞內消化。

癌細胞肽鏈

樹突細胞將消化後得到的片段（癌細胞肽鏈）伸出至細胞表面。

淋巴結

癌細胞團塊

殺手T細胞尋找並攻擊癌細胞。

樹突細胞移動到淋巴結附近，將癌細胞肽鏈的資訊傳送給殺手T細胞等免疫細胞。

被多種方法攻擊的癌細胞

免疫系統攻擊癌細胞的方法主要有2種。一種是由NK細胞直接攻擊（A），另一種則是由樹突細胞吃下癌細胞並消化，再將肽鏈資訊提供給殺手T細胞，令殺手T細胞去攻擊癌細胞（B）。NK細胞與殺手T細胞都會釋出某種物質給癌細胞，讓癌細胞自我毀滅。

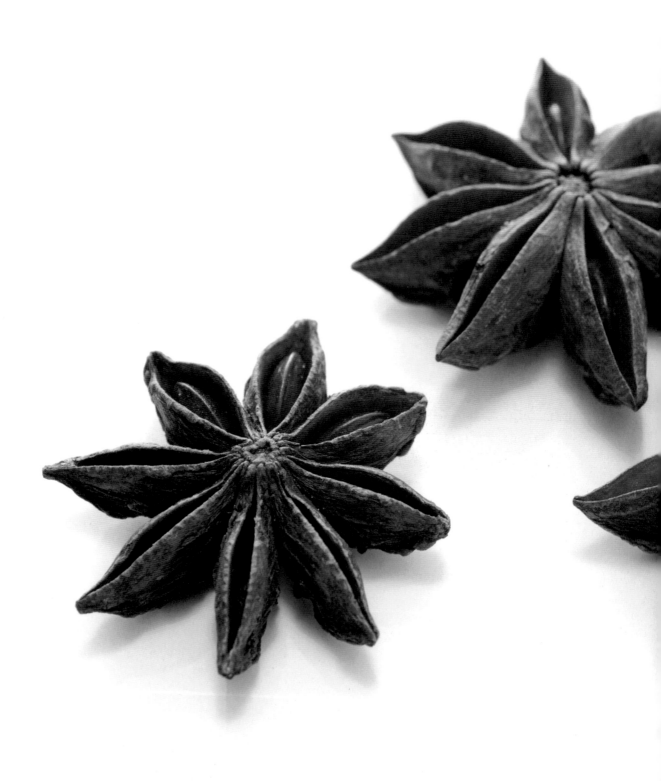

漢方藥與生藥

Kampo medicine and crude drug

東洋醫學與漢方

中國傳統醫學在日本獨立發展

「東洋醫學」指的是發祥於土耳其以東的古代亞洲，並傳承至今的所有醫學。其中包括了中國傳統醫學、源自希臘的中東「尤那尼醫學」（Unani）、印度的「阿育吠陀」（Ayurveda）等廣為人知的醫學知識[※]。

中國傳統醫學約在1500年前傳至日本，後來則在日本獨立發展，成為了日本的「漢方醫學」（漢方）。「漢」指中國，「方」則是指方法、手段、技術。江戶時代的日本實行鎖國政策，不過來自荷蘭的學問、醫學可以從

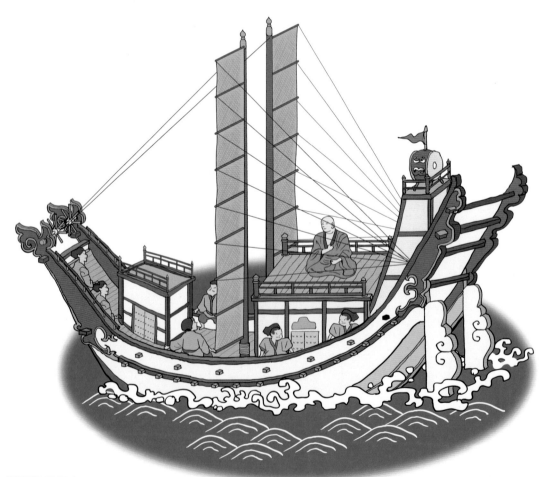

醫學傳至日本
中國傳統醫學在6世紀左右隨著佛教來到日本
（參考第8頁）。

長崎的出島進入日本。當時人們將荷蘭的醫學稱作「蘭學」，為了與蘭學做出區別，才有了漢方醫學這個名字。

　　長期占據日本醫學核心位置的漢方醫學，於明治時代時被西洋醫學取代。到了1950年代，人們開始重新檢視「曾被冷落」的漢方醫學，直至今日仍繼續發掘出更多漢方醫學的價值。

※：日本一般將起源自中國傳統醫學的中醫學稱作「東洋醫學」。

專欄 COLUMN 「五臟六腑」在哪裡？

喝酒的時候，日本人常用「滲透到五臟六腑」來表現喝酒的感受。五臟六腑是中醫或漢方醫的用語，五臟包含肝、心、脾、肺、腎，六腑則包括膽、小腸、胃、大腸、膀胱、三焦。這些分別對應到西醫的「肝臟、心臟、脾臟、肺臟、腎臟」以及「膽囊、小腸、胃、大腸、膀胱」※。不過，中醫的五臟六腑與西洋醫學的內臟在功能與概念上的描述不一定相同，譬如中醫的「心」指的是意識與循環的中樞，和西醫的心臟截然不同。

※：三焦的解釋仍有爭議，不同專家抱持不同意見。

東洋醫學與漢方

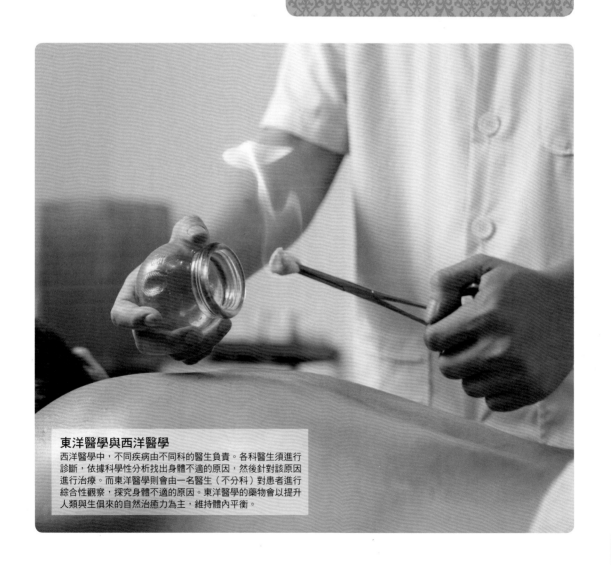

東洋醫學與西洋醫學

西洋醫學中，不同疾病由不同科的醫生負責。各科醫生須進行診斷，依據科學性分析找出身體不適的原因，然後針對該原因進行治療。而東洋醫學則會由一名醫生（不分科）對患者進行綜合性觀察，探究身體不適的原因。東洋醫學的藥物會以提升人類與生俱來的自然治癒力為主，維持體內平衡。

生藥排列組合後得到的「漢方藥」

我們去醫院看病後，會得到各種藥物的處方。發燒的病患會拿到退燒藥，血壓高的病患會拿到降血壓藥。這些是「西藥」的運作方式。基本上，西藥是以人工合成的化學物質為基礎製造出來的單一有效成分，另外加上其他添加物而成。

另一方面，漢方醫學中的「漢方藥」，則是由多種生藥排列組合而成。所謂的「生藥」，指的是來自植物、動物、礦物等自然界產物製成的藥物。各種生藥分別有各自的藥效（有效成分），所以漢方藥可以治療多種症狀。

漢方藥的名稱主要來自其內含的生藥。譬如「當歸芍藥散」就是源自藥方內的生藥名字。「葛根湯」或「桂枝湯」則是源自藥方中主要藥物的名字。「四君子湯」與「五苓散」等名稱中的數字，表示藥方中的生藥數目，名稱最後的「散」或「湯」則表示漢方藥的劑型。

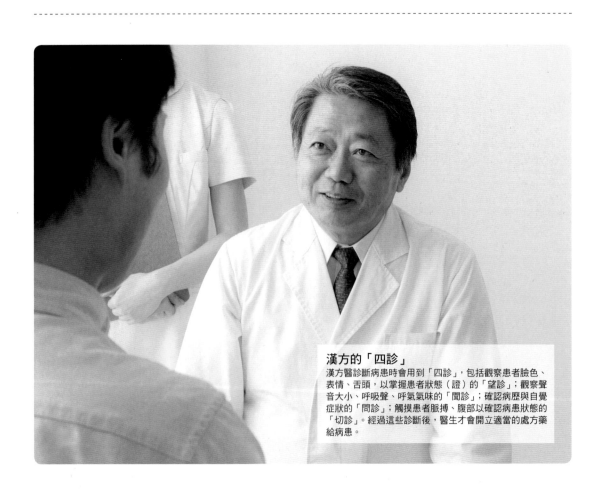

漢方的「四診」

漢方醫斷病患時會用到「四診」，包括觀察患者臉色、表情、舌頭，以掌握患者狀態（證）的「望診」；觀察聲音大小、呼吸聲、呼氣氣味的「聞診」；確認病歷與自覺症狀的「問診」；觸摸患者脈搏、腹部以確認患疾狀態的「切診」。經過這些診斷後，醫生才會開立適當的處方藥給病患。

漢方藥的劑型

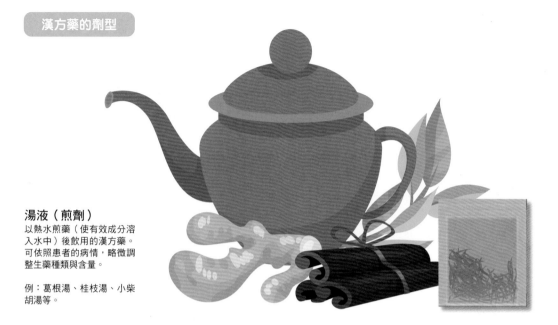

湯液（煎劑）

以熱水煎藥（使有效成分溶入水中）後飲用的漢方藥。可依照患者的病情，略微調整生藥種類與含量。

例：葛根湯、桂枝湯、小柴胡湯等。

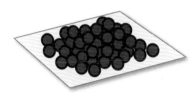

丸劑

將粉末狀的生藥與蜂蜜混合後製成的藥丸。主要用於難溶於水的成分、有揮發性的成分、氣味強烈的成分。丸劑可讓有效成分在體內緩慢溶解，藥效較和緩。

例：理中丸、麻子仁丸、八味地黃丸等。

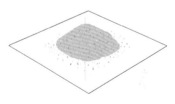

散劑

將生藥加工成粉末狀後的產物。主要用於難溶於水的成分、不耐熱的成分、氣味強烈的成分。藥效迅速。

例：五苓散、當歸芍藥散、加味逍遙散等。

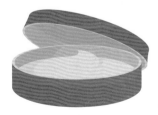

軟膏劑

由生藥的萃取液與基劑（凡士林）混合而成，可用於皮膚疾病或傷口。

例：紫雲膏等。

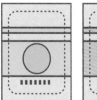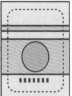

濃縮劑

古時候並不存在的劑型。由生藥燉熬出液體後，製成顆粒、膠囊、錠劑，是方便攜帶與保存的劑型。

漢方藥的核心 ——「君臣佐使」理論

被日本認可為醫藥品的漢方藥，有一半以上是根據1800年前，於中國（東漢）成書的《傷寒論／金匱要略》等醫學書籍。《傷寒論／金匱要略》與《神農本草經》、《黃帝內經》合稱為三大中醫古典，是中國醫學的基礎。

漢方藥的生藥排列組合是基於「君臣佐使」的理論。中醫將藥方中的生藥類比擬成中國古代君主政治的各個角色。治療疾病的主角是「君藥」；輔助君藥，提高君藥藥效的是「臣藥」；防止副作用的是「佐藥」；為方便服用而加入調合各種藥物的是「使藥」，這些藥物共同組成了一個藥方。

舉例來說，感冒時服用的「葛根湯」由7種生藥調合而成。君藥為促進退燒、發汗的「葛根」。臣藥是促進發汗的「麻黃」。佐藥是桂皮與芍藥，使藥則是大棗、甘草、生薑等。

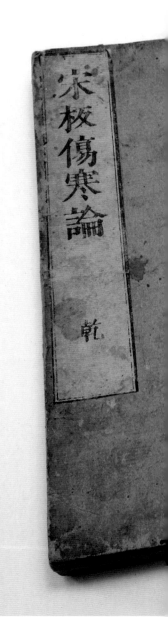

專欄 COLUMN　從智慧與經驗中誕生的「民俗療法」

古代的人們罹患感冒時，會拿身邊的東西當作解方，譬如將蔥纏繞在脖子上之類的，這些解方就叫作「民俗療法」。多數民俗療法並沒有科學證據能證明其效果，不同地區或家庭使用的民俗療法也不盡相同。另一方面，漢方藥常會使用與民俗療法相同的植物。舉例來說，燒燙傷時可用蘆薈（樹蘆薈，*Aloe arborescens*）的葉肉貼附在傷口上，幫助傷口恢復。其近親，青蘆薈（*Aloe ferox*）※也擁有與樹蘆薈相同的有效成分（蘆薈苷，barbaloin）。

※：這是《日本藥典》中收錄的「蘆薈」。

神農本草經

中國最古老的藥物學書籍。書名中的「神農」相傳為三皇五帝之一，以神農嘗百草、教導醫療與耕種聞名。書中記錄了365種生藥的藥效與使用方法，還依照藥效強度，將生藥分成了「上藥」、「中藥」、「下藥」三類。此外，也說明了君臣佐使的概念。

宋版・傷寒論（↓）

此為3世紀初，由張仲景寫下的中國醫學書籍。書中記載的葛根湯、麻黃湯、小青龍湯等漢方藥至今仍在使用。下方照片是以中國重編的「寬文版」為基礎，於1827年（江戶時代後期）在日本復刻出版的書籍，原本已不存。

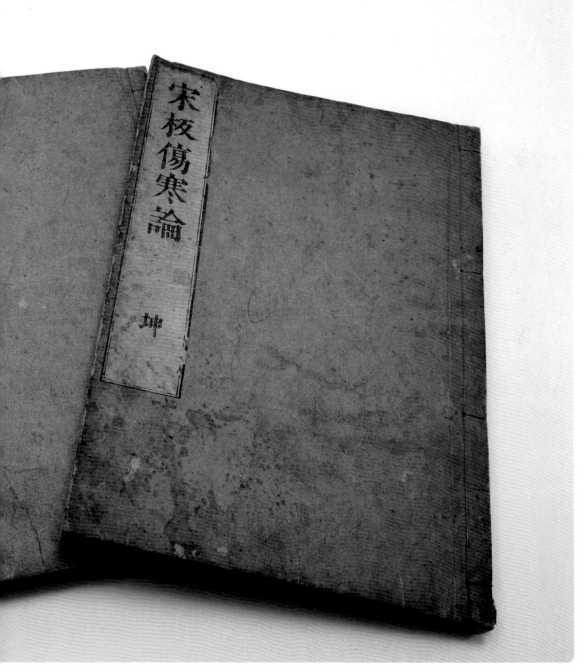

＊圖片提供：日本藥科大學

收錄於《傷寒論》開頭的基本漢方藥「桂枝湯」

「桂枝湯」的君藥為桂皮（有發汗作用），臣藥為芍藥（有緩和疼痛作用），佐藥為甘草，使藥為大棗、生薑。桂枝湯是《傷寒論》的第一方，是基本的漢方藥。

即使藥方中的生藥種類相同，藥量不同的話，藥效也會不一樣。舉例來說，如果在桂枝湯中加入更多桂皮，就是治療頭痛、上火的「桂枝加桂湯」。增加芍藥的話，就是治療腹痛、脹氣的「桂枝加芍藥湯」。

另外，桂枝湯加入麻黃與葛根後，可得到「葛根湯」。桂枝湯與葛根湯主要用於治療感冒初期。那麼該如何決定要用哪一種藥方呢？漢方醫中，將體質大致上分成三大類：「虛證」指的是體力差、虛弱、新陳代謝差的體質；身體強健、有活力的體質則稱「實證」；而有虛又有實的體質則稱作「虛實夾雜證」。桂枝湯通常是開給易疲勞、腸胃弱的虛證病患；葛根湯則常開給抵抗力相對較強的實證病患。

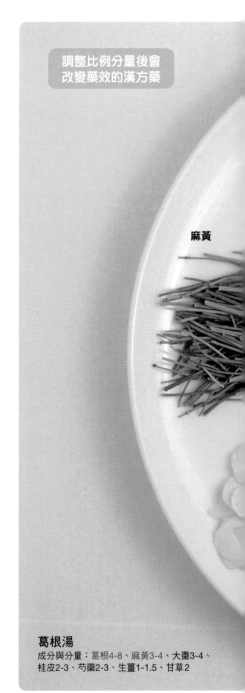

調整比例分量後會改變藥效的漢方藥

麻黃

專欄 COLUMN　讓生藥變身的「修治」

在調配成漢方藥之前，生藥可能須經過特殊加工，稱為「修治」（或稱為「炮製」），這些加工可提升（或抑制）生藥的藥效或副作用。譬如「炙」，指的是「炒」生藥的加工方式，例如將麻黃與蜂蜜炒在一起（使蜂蜜附著、滲透至麻黃內），可得到「炙麻黃」。與麻黃相比，炙麻黃的生物鹼（alkaloid）含量較少。除了炙之外，像是高溫加熱、在液體中熬煮也是常見的修治方法。

葛根湯
成分與分量：葛根4-8、麻黃3-4、大棗3-4、桂皮2-3、芍藥2-3、生薑1-1.5、甘草2

＊右圖的成分與分量比例，參考了日本厚生勞動省「一般用漢方製劑製造販賣承認基準」。另外，桂皮與桂枝在中國會視為不同的生藥。不過在日本漢方藥中，如果藥方內有「桂枝」，調合時也會用桂皮取代。

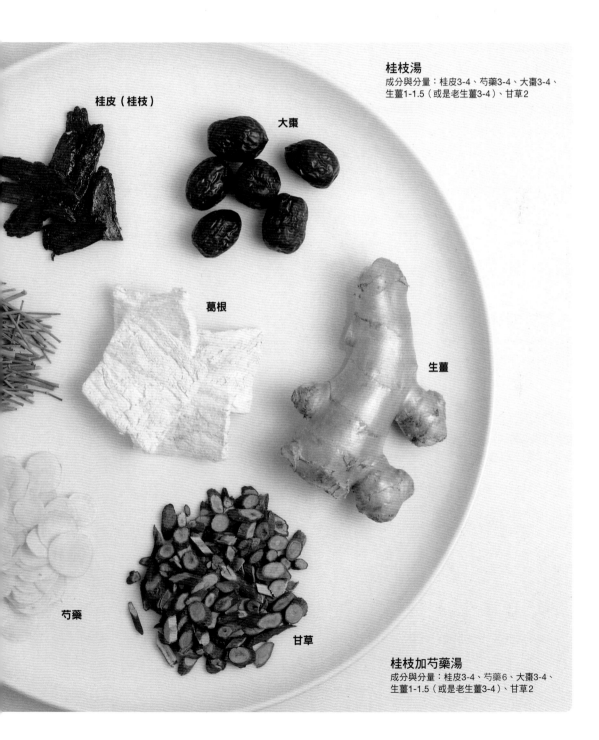

桂皮（桂枝）

大棗

桂枝湯
成分與分量：桂皮3-4、芍藥3-4、大棗3-4、
生薑1-1.5（或是老生薑3-4）、甘草2

葛根

生薑

芍藥

甘草

桂枝加芍藥湯
成分與分量：桂皮3-4、芍藥6、大棗3-4、
生薑1-1.5（或是老生薑3-4）、甘草2

常用於治療流感的「麻黃湯」

在西醫醫院中,有種漢方藥會用於治療早期(急性期)的流感,那就是麻黃與桂皮、杏仁、甘草調合成的「麻黃湯」。

麻黃湯主要用來緩解感冒初期的寒氣、發燒等症狀。在流感初期(急性期)時,麻黃與桂皮的有效成分可抑制「細胞介素」的作用,阻止感染重症化。杏仁與甘草的有效成分可提升免疫機能,對抗流感病毒。研究也證實麻黃湯與「扎那米韋」(瑞樂沙®)、「奧司他韋」(克流感®)等西藥有同等藥效。

對流感有效的漢方藥不僅有麻黃湯而已。譬如「十全大補湯」可活化免疫細胞,促進

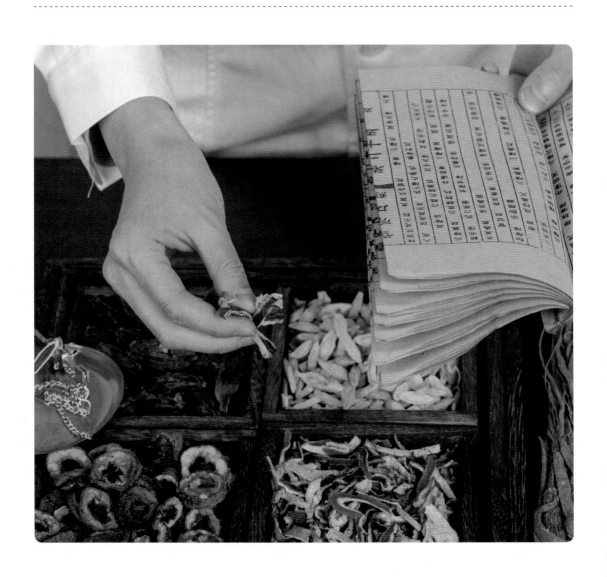

免疫系統生成抗體;「補中益氣湯」可抑制體內病毒增殖,幫助身體製造出「干擾素」(interferon)的調節因子7(Interferon Regulatory Factor-7, IRF7)。

＊十全大補湯與補中益氣湯不適用於日本國民健康保險。而在度過急性期,進入亞急性期,一直到回復期之間,可服用「柴胡桂枝湯」、「竹茹溫膽湯」等漢方藥,兩者皆適用日本國民健康保險。

麻黃湯與奧司他韋

當時在自衛隊仙臺醫院擔任小兒科醫生的窪智宏,以2004年1月至3月來看診,年齡為5個月至13歲的病患為對象,測試麻黃湯與奧斯他韋的效果差異。他將病患分成三組,分別是「①只服用奧斯他韋」、「②奧斯他韋與麻黃湯並用」、「③只服用麻黃湯」,然後比較從發燒到退燒的時間。發現②與③需要的時間比①還要短。

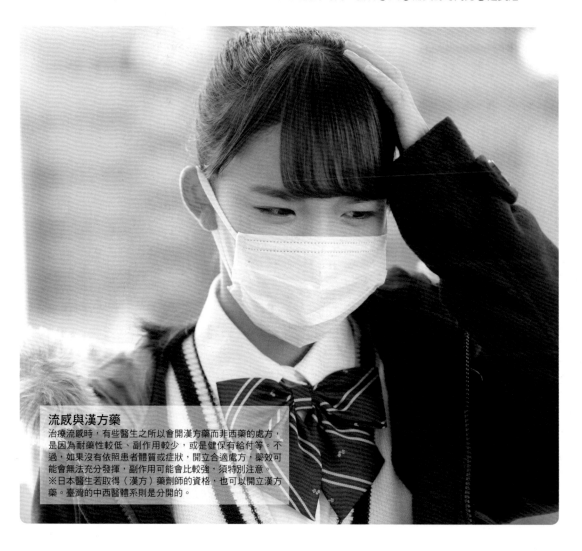

流感與漢方藥
治療流感時,有些醫生之所以會開漢方藥而非西藥的處方,是因為耐藥性較低、副作用較少,或是健保有給付等。不過,如果沒有依照患者體質或症狀,開立合適處方,藥效可能會無法充分發揮,副作用可能會比較強,須特別注意。
※日本醫生若取得(漢方)藥劑師的資格,也可以開立漢方藥。臺灣的中西醫體系則是分開的。

提高「腎」功能的「牛車腎氣丸」

漢方醫所說的「腎」,指的是儲存生命能量的地方。隨著年齡增加,腎功能會逐漸衰退,使下半身發冷,並出現排尿障礙、腰痛、重聽、皮膚乾燥等問題。

「牛車腎氣丸」便屬於提高腎功能的「補腎藥」之一。以膀胱收縮,無法忍住尿意的「膀胱過動症」為例,在臨床試驗中指出,牛車腎氣丸可改善夜間頻尿、尿意迫切感,以及白天的頻尿狀況。此外,在其他學者的大鼠實驗報告中指出,牛車腎氣丸可以抑制與膀胱收縮有關的「C纖維」活動。

近年研究亦顯示,牛車腎氣丸也可治療肌少症(sarcopenia),此症是指隨著年齡增加,肌肉量跟著減少、肌力下降的狀態,是患者將來「長期臥床」的重要原因之一。實驗中,將牛車腎氣丸投予出現老化狀態的小鼠,發現牛車腎氣丸可以抑制老化進行。

目前,肌少症的治療以營養管理、運動為主。期待未來的研究可以進一步證實漢方藥的藥效。

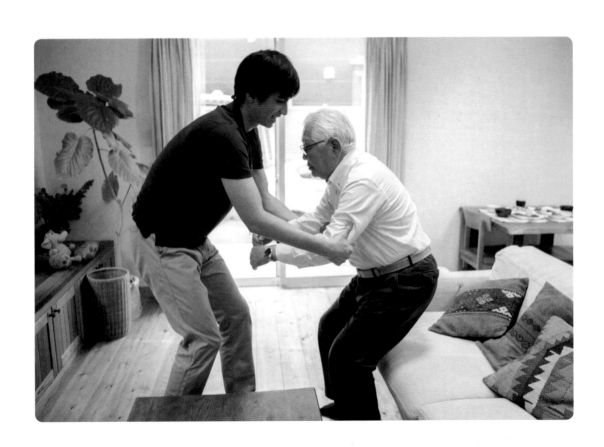

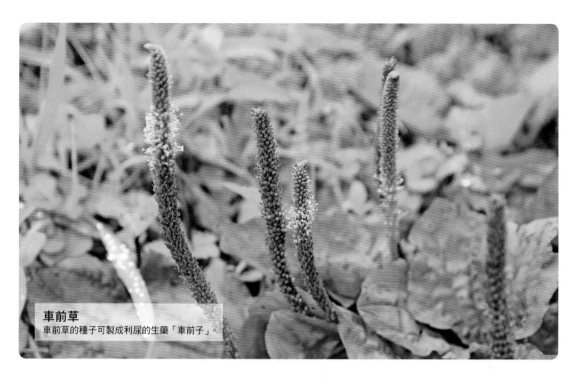

車前草
車前草的種子可製成利尿的生藥「車前子」。

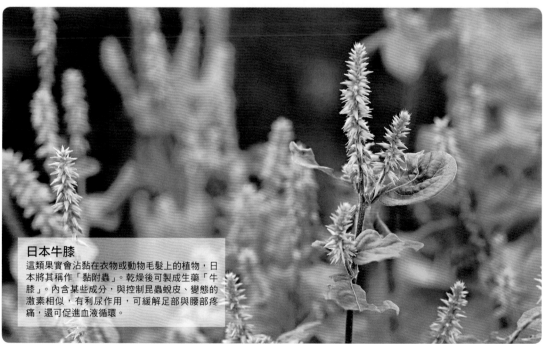

日本牛膝
這類果實會沾黏在衣物或動物毛髮上的植物，日本將其稱作「黏附蟲」。乾燥後可製成生藥「牛膝」。內含某些成分，與控制昆蟲蛻皮、變態的激素相似，有利尿作用，可緩解足部與腰部疼痛，還可促進血液循環。

「六味丸」是代表性的補腎藥之一，由地黃、山茱萸、山藥、澤瀉、茯苓、牡丹皮等生藥調合而成。若再加入溫暖身體、促進新陳代謝的附子、桂皮，可得到「八味地黃丸」。而八味地黃丸再加入車前子與牛膝，並增加附子的量，便可得到「牛車腎氣丸」。

預防腸阻塞的「大建中湯」

體力低落的人腹痛、著涼、脹氣時，可服用「大建中湯」這種漢方藥。名稱的「中」指的是腹（消化道），故大建中湯意為「重建腹部的藥物」。

與大建中湯名稱相似的漢方藥還包括「小建中湯」、「中建中湯」等，三者皆有相同藥效。「大、中、小」表示藥物的強度。「大」是給症狀較重的人服用，「小」是給症狀較輕的人服用，「中」則多是開給介於中間的病患的處方。

大建中湯由促進腸道運動、血液循環的山椒、乾薑、膠飴，以及強健補身、抗發炎的

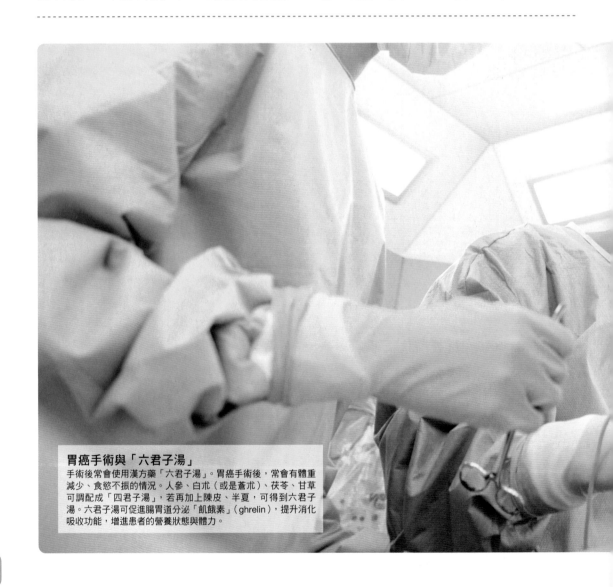

胃癌手術與「六君子湯」
手術後常會使用漢方藥「六君子湯」。胃癌手術後，常會有體重減少、食慾不振的情況。人參、白朮（或是蒼朮）、茯苓、甘草可調配成「四君子湯」，若再加上陳皮、半夏，可得到六君子湯。六君子湯可促進腸胃道分泌「飢餓素」（ghrelin），提升消化吸收功能，增進患者的營養狀態與體力。

人參調合而成，也是西醫常用的一種漢方藥。1990年代後半，越來越多研究報告指出，大建中湯可預防開腹手術後的「腸阻塞」（小腸或大腸的內容物塞住，無法移動）。後來經兔子實驗證實了大建中湯的有效性，至今已廣泛用於一般病患身上。

西洋醫學與大建中湯

目前已有許多報告指出大建中湯有助於治療腸阻塞。慶應義塾大學醫院曾以大腸癌病患為對象，比較手術後有無投予大建中湯，對患者造成的影響。對於開腹手術的病患而言，服用大建中湯的病患可早2.1日出院，腹腔鏡手術的病患則可早4.3日出院。而在霞浦醫療中心，未投藥的病患中有5.8%出現腸阻塞現象，接受投藥的病患則完全沒有腸阻塞現象。

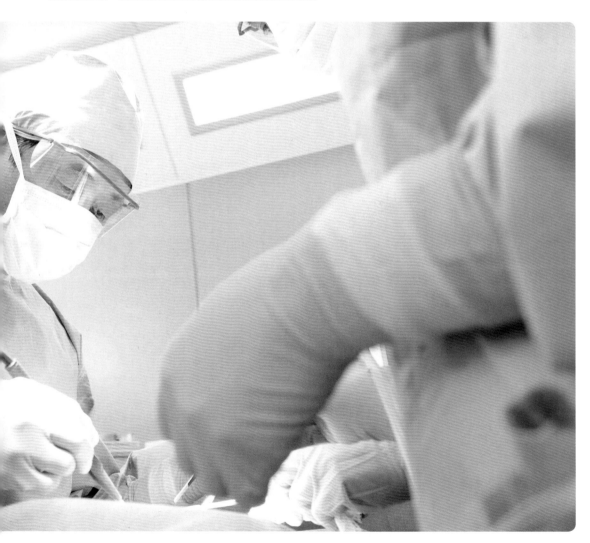

維持激素平衡與血液循環，穩定精神的「加味逍遙散」

「加味逍遙散」是以中國宋朝的醫學書籍《太平惠民和劑局方》中的「逍遙散」為基礎，以牡丹皮與山梔子（梔子花的果實）「加味」，也就是加上這兩種藥材後的藥方。「逍遙」指的是「自由自在地漫步」、「保持心情舒暢」的意思。當病患出現心情不穩定等症狀時，可以服用加味逍遙散調養。

加味逍遙散所含的10種生藥，分別有著以下藥效。當歸、芍藥、牡丹皮可滋補血氣、營養，幫助循環。白朮（或蒼朮）、茯苓、生薑、甘草可促進消化吸收、利尿。而柴胡、薄荷、山梔子可緩解神經緊張，抑制興奮。

由於這些藥材的綜合作用，加味逍遙散可用於改善因激素失調所造成的「經前症候群」、「更年期障礙」，以及隨之而來的失眠、不安、自律神經失調等精神症狀。此外，加味逍遙散也是婦科常見的漢方藥處方，與當歸芍藥散、桂枝茯苓丸合稱「婦科三大處方」。

專欄 COLUMN　穩定心神的「抑肝散」

漢方藥中的「抑肝散」當用於減輕抗憂鬱症藥物或其他精神疾病藥物的副作用。抑肝散由鉤藤、柴胡、當歸、茯苓、白朮（或蒼朮）、川芎、甘草調製而成，可鎮靜興奮的神經，讓心情平靜。抑肝散原本用於緩解嬰兒夜裡啼哭、抽搐。日本東北大學加齡醫學研究所荒井啟行教授的研究報告指出，抑肝散也對失智症所產生的興奮、幻覺、妄想有效。

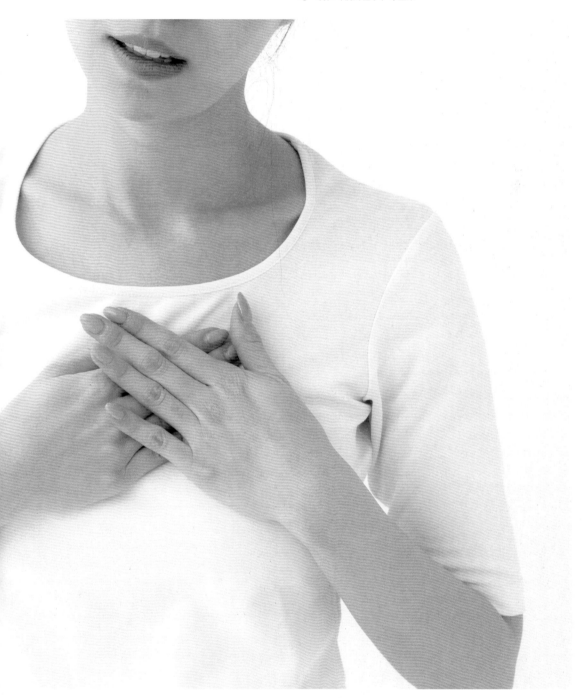

活血化瘀劑

漢方醫將改善體內血液循環問題（瘀血）的藥物，稱作「活血化瘀劑」。除了婦科三大處方之外，「桃核承氣湯」、「大黃牡丹皮湯」等漢方藥也有活血化瘀的功能。多數活血化瘀劑都含有當歸、牡丹皮、川芎、桃仁（桃的種子）等生藥。

加味逍遙散

各種生藥

在2021年9月，已有148種漢方藥被日本政府認可為「醫療用漢方製劑」。本節將介紹一部分正被廣為使用（或者過去曾被使用過）的生藥。

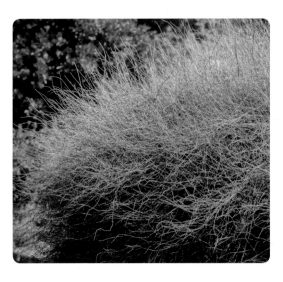

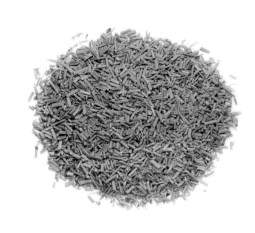

麻黃

由草麻黃（*Ephedra sinica* Stapf）、中麻黃（*Ephedra intermedia* Schrenk et C.A. Meyer）、木賊麻黃（*Ephedra equisetina* Bunge）的地上莖晒乾後製成。有發汗、鎮咳、鎮痛、利尿等作用。長井長義（1845～1929）是世界上第一位發現、萃取出麻黃主成分「麻黃鹼/麻黃素」（ephedrine）的人，並以此聞名。

代表性的漢方藥：麻黃湯等。

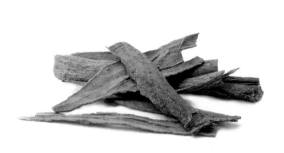

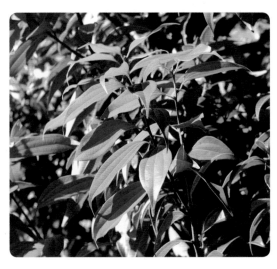

桂皮

由樟科的肉桂（*Cinnamomum cassia* J. Presl）樹皮乾燥後製成，有驅寒、發汗、退燒、鎮痛、緩和抽搐等效果。肉桂的樹皮稱為桂皮，可製成甜點用的材料。

代表性的漢方藥：桂枝湯等。

(↙↓) 來自植物

＊本節內容參考自「公益社團法人東京生藥協會」、「日本漢方生藥製劑協會」的網站、「第十八改正日本藥局方」、本村孟淳《漢方生藥學》、日本漢方醫學教育協議會《漢方醫學講義》等資料。

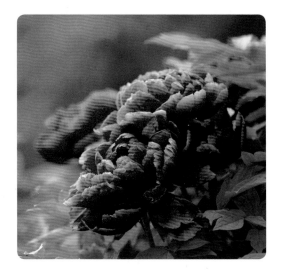

芍藥

芍藥（**Paeonia lactiflora** Pallas）的根乾燥後，可與多種藥材調合成漢方藥。主要成分為芍藥苷（paeoniflorin），可減緩肌肉抽搐與疼痛，有補充體內水分（補陰）的作用。在中國，栽培種為開白花的「白芍」，主要野生種為開紅花的「紅芍」，被視為不同的藥材。

代表性的漢方藥：芍藥甘草湯等。

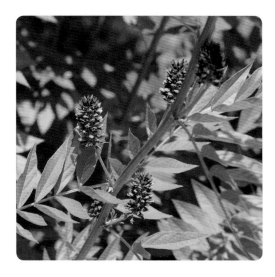

甘草

由烏拉爾甘草（**lycyrrhiza uralensis** Fische）或由洋甘草（**Glycyrrhiza glabra** Linné）的根與莖晒乾後製成。顧名思義，味道甘甜，常作為食品的甜味劑（主成分為甘草酸）。有鎮咳、祛痰、消炎、強健補身等多種作用，是許多漢方醫藥方的成分。

代表性的漢方藥：炙甘草湯等。

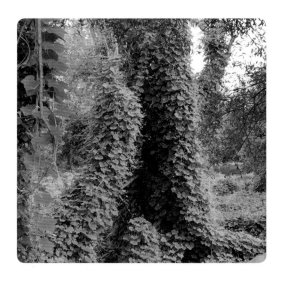

葛根

將葛藤（**Pueraria lobata**）的根去皮後乾燥製成。可退燒、發汗，調養身體。順帶一提，葛根含有大量澱粉，故為日本關西地區葛餅的材料（關東地區的「葛餅」則是由小麥製成）。

代表性的漢方藥：葛根湯等。

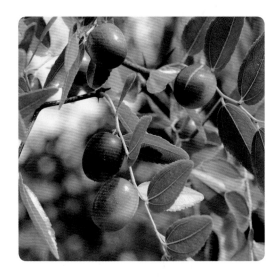

大棗

由棗的果實乾燥後製成。古希臘文獻中也有提到，棗的種子可治療咳嗽與蛇的咬傷，根與葉煎煮出來的湯汁可做解毒劑使用。可調節消化功能，穩定精神。

代表性的漢方藥：甘麥大棗湯等。

來自植物

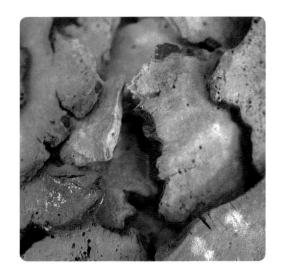

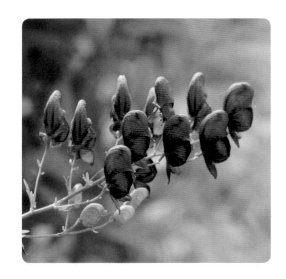

茯苓

寄生在赤松或黑松樹根的真菌菌絲集合體，學名為（*Wolfiporia cocos* Ryvarden et Gilbertson），菌核外形呈瘤狀。服用後可排除體內多餘水分，調節腸胃作用。

代表性的漢方藥：茯苓飲等。

附子

花烏頭（*Aconitum carmichaeli* Debeaux）或奧烏頭（*Aconitum japonicum* Thunberg）的塊根。含有烏頭鹼（aconitine）這種劇毒，須經過高壓蒸氣處理，減少毒性，才能作為藥用。可調節心臟功能（強心），改善新陳代謝。

代表性的漢方藥：附子理中湯等。

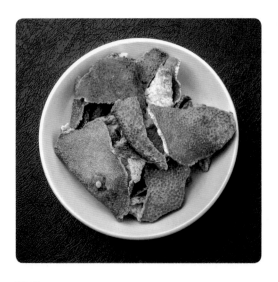

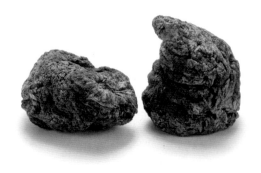

陳皮

將成熟的溫州蜜柑（*Citrus unshiu* Marcowicz）或椪柑（*Citrus reticulata* Blanco）的皮晒乾後製成。其澀味與苦味來自橘皮苷（hesperidin）這種類黃酮醣苷，屬於多酚化合物。除了止痛之外，還可以調節腸胃狀況、止咳化痰等。

代表性的漢方藥：五積散、香蘇散等。

地黃

赤矢地黃（*Rehmannia glutinosa* Liboschitz var. *purpurea Makino*）或懷慶地黃（*Rehmannia glutinosa* Liboschitz）的根。晒乾後可製成「乾地黃」，以水或酒蒸過再乾燥後可製成「熟地黃」。可調製成改善貧血、便祕、糖尿病的藥方。

代表性的漢方藥：八味地黃丸等。

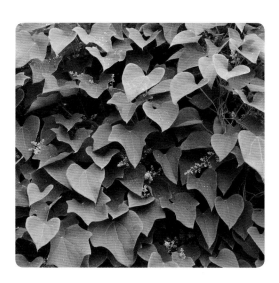

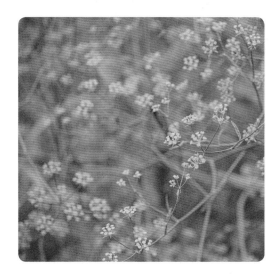

防己

防己（*Sinomenium acutum* Rehder et Wilson）的莖（匍匐莖、地下莖）。含有青藤鹼（sinomenine）這種生物鹼。稍有苦味，可治療手腳浮腫、關節疼痛（風濕病）等症狀。

代表性的漢方藥：防己黃耆湯等。

柴胡

繖形科植物三島柴胡（*Bupleurum falcatum* Linné）的根。「三島」指的是日本靜岡縣的三島地區，江戶時代的柴胡多來自該處。有效成分為柴胡皂苷（saikosaponin），除了可退燒、止痛之外，還可抑制發炎、改善腎功能。

代表性的漢方藥：小柴胡湯等。

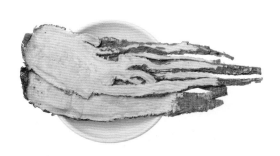

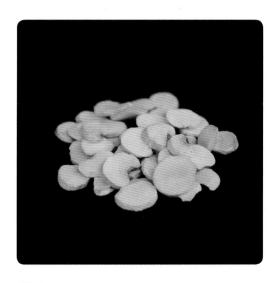

當歸

由繖形科植物當歸（*Angelica acutiloba* Kitagawa）或北海當歸（*Angelica acutiloba* Kitagawa var. *sugiyamae* Hikino）的根汆燙後製成。可治療貧血、發寒、自律神經失調、月經不順等女性常見症狀。

代表性的漢方藥：當歸芍藥散等。

半夏

天南星科植物半夏（*Pinellia ternata* Breitenbach）的根（塊莖）。可抑制噁心感、止咳化痰。有刺激性味道，可搭配薑汁緩和味道服用（中國的「薑半夏」就是把薑與半夏一起熬煮）。

代表性的漢方藥：半夏厚朴湯等。

各種生藥

來自植物

來自動物、其他

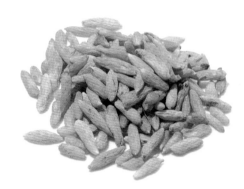

麥門冬

由麥門冬（也叫作麥冬，*Ophiopogon japonicus* Ker-Gawler）的根乾燥後製成。含皂素／皂苷（saponin，類固醇醣苷steroid glycoside）與同型異黃酮（homoisoflavonoid）等成分，可「滋潤」身體，是各種滋補汗液、血液等體液之漢方常用藥。

代表性的漢方藥：麥門冬湯等。

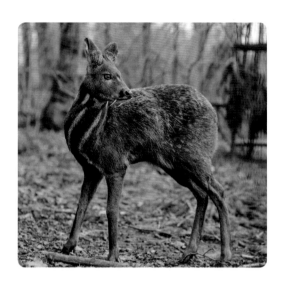

麝香

麝香鹿棲息於亞洲大陸山岳地帶。公鹿身上的「麝香囊」分泌物乾燥後，可製成麝香，自古以來就被當作香料。麝香可調節心臟與精神（神經）運作，過去曾是日本藥局方中的藥材，現麝香鹿因濫捕而瀕臨絕種，故刪除了麝香藥方。

代表性的漢方藥：無（※僅限民俗療法）

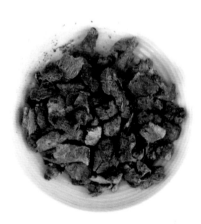

蒼朮

蒼朮（*Atractylodes lancea* De Candolle）、北蒼朮（*Atractylodes chinensis* Koidzumi）或兩種雜交的根莖。日本的蒼朮過去由新潟縣佐渡島栽培、出貨（佐渡蒼朮）。可促進發汗、利尿，調節腸胃狀況。

代表性的漢方藥：四君子湯等。

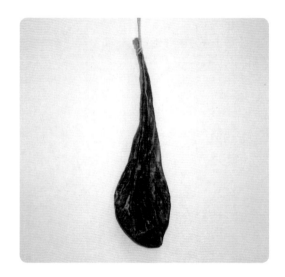

熊膽

棕熊（*Ursus arctos* Linné）或其近親動物的膽汁（膽囊分泌物）乾燥後的產物。可調節腸胃狀況，但非常苦。

代表性的漢方藥：無（※僅限民俗療法）

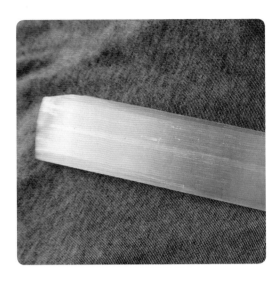

石膏

藥用石膏為擁有細長纖維狀結晶的纖維狀石膏（軟石膏）。主成分為硫酸鈣（$CaSO_4 \cdot 2H_2O$），擁有退燒、改善口乾舌燥的藥效。

代表性的漢方藥：麻杏甘石湯等。

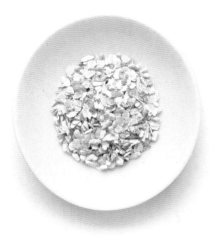

牡蠣

牡蠣（*Ostrea gigas* Thunberg）的外殼表面充分刮淨，充分曝晒（或是以高溫燒烤），然後磨碎成粉。主成分為碳酸鈣。有穩定精神的鎮靜效果，以及調整胃部狀態的制酸效果。

代表性的漢方藥：柴胡加龍骨牡蠣湯等。

專欄 COLUMN

可入藥的常見植物

牽牛花（*Pharbitis nil* Choisy）可說是夏天最具代表性的風景中，我們最熟悉的植物。牽牛花的種子叫作牽牛子，自古以來便是重要的生藥。其有效成分牽牛子苷（pharbitin）有緩下、峻下（瀉藥）的作用，可調製成漢方藥「八味疝氣劑」。

另一方面，葛棗獼猴桃（木天蓼，*Actinidia polygama*）相當受貓喜愛，它的花（子房）經木天蓼小蜂產卵後，會結出瘤狀果實。將這種果實乾燥，可製成生藥「木天蓼」，用來改善血液循環不良，還有強心、利尿、健胃、鎮靜等效果，是民俗療法中的常見藥物。

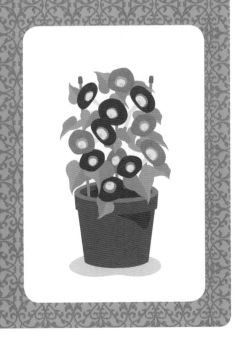

＊牽牛子收錄於日本藥局方。八味疝氣劑為一般用漢方製劑（一般用醫藥品）。順帶一提，一般用漢方製劑共有294個處方（2021年9月）。

COLUMN

拯救了許多人的 「小石川御藥園」

東京都文京區內，有個名為「小石川植物園」（東京大學研究所理學系研究科附屬植物園）的都會綠洲。

小石川植物園的前身是江戶時代初期，1684年開設的「小石川御藥園」。當時的日本對藥草的興趣逐漸升高，德川吉宗將軍本身也對藥草有興趣，便在江戶市區內設立了「南藥園」（現在的港區南麻布、四之橋附近）與「北藥園」（文京區大塚、護國寺）兩個藥草園，栽培漢方藥所使用的藥草、藥木（生藥）。生藥除了來自日本全國之外，也會從中國或韓國等地輸入。

後來，南藥園與北藥園整合並移設至「白山御殿」（目前位置），占地擴展到與今日相當，成為小石川御藥園。

拯救了許多性命的小石川養生所

當時的藥物十分昂貴，不像現在那麼容易取得。在市區執業的小川笙船醫生，看到因疾病而貧苦無依的人們後，將「希望能設立免費為人看診的診療所」的意見投入意見箱中。

以此為契機，主管單位於1722年在御藥園內設立了「小石川養生所」，主要收容住院病患，在幕末之前約140年間，拯救了許多人的性命。順帶一提，以這個設施為舞臺的小說《紅鬍子診療譚》（作者為山本周五郎），電影《紅鬍子》的主角，就是以笙船醫師為原型。

不過，小石川養生所並非使用御藥園的藥草開立處方。御藥園在幕府管轄之下，此處栽培的藥用植物基本上都會用來製作江戶城等皇室或貴族所需的藥物（也有人認為，如果有剩下的藥物，會開放讓一般人抓藥）。

跨越時代成就的各種功績

御藥園是著名的蕃薯試耕地點。江戶時代中期的1732年，因米的歉收造成大饑荒。於是儒學家青木昆陽（1698～1769）把目光投向可在貧瘠土地種植又能長期保存的「蕃薯」。

昆陽將研究結果整理成《蕃薯考》，上書給吉宗將軍。書中內容獲將軍認同，於是他開始投入蕃薯的栽培工作。皆在御藥園在內的3個地點試耕成功，使蕃薯能在之後普及至全國。

長年支援病患醫療工作與生活的御藥園，明治維新後改轄東京府，改稱「大學醫院附屬御

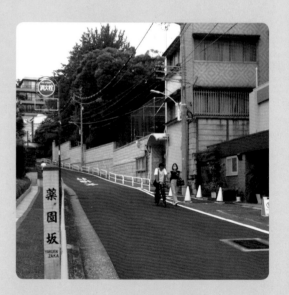

藥園坂

坡道西側就是以前江戶幕府的藥園（南藥園），故有了這個名字。因訛傳及當時地圖的誤記，也有「役人坂」、「役員坂」等別名（日語發音皆與藥園坂相近）。日本全國各地都有藥園，除了以當地地名命名之外，也可能會以其他地名或設施名稱命名。

藥園」。1877年東京大學成立時，成為東京大學的附屬設施，並改稱「小石川植物園」。到了1896年，植物學家平瀨作五郎（1856～1925）以園內栽種的大銀杏為對象進行研究，得到了足以在生命科學史上留名的大發現（屬於種子植物的銀杏有精子）。作五郎也因此而在全世界獲得了相當高的評價。

在不同的時代做出了不同的貢獻，這就是小石川御藥園。

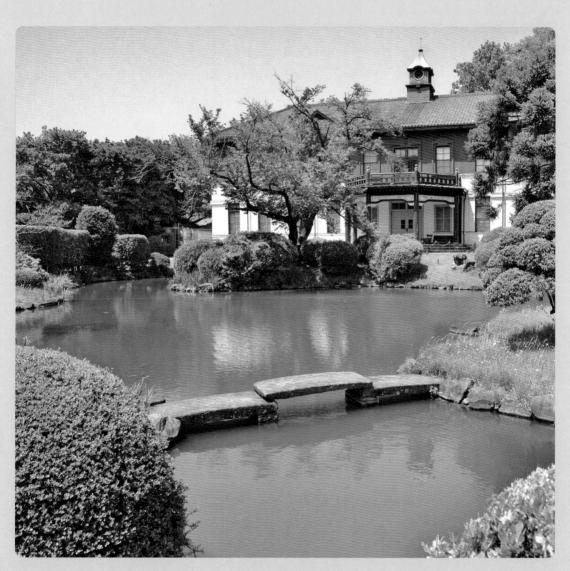

小石川植物園

在面積相當於3.5個東京巨蛋（4萬8800坪）的地方，栽培了約4000種植物。除了是植物學的研究、教育機構之外，也是大眾欣賞四季花草樹木的地方。照片後方是東京大學的前身「舊東京醫學校本館」。園內至今仍保留了曝晒藥草的乾藥場跡、養生所使用的水井。蕃薯試耕的田地也被保留了下來。

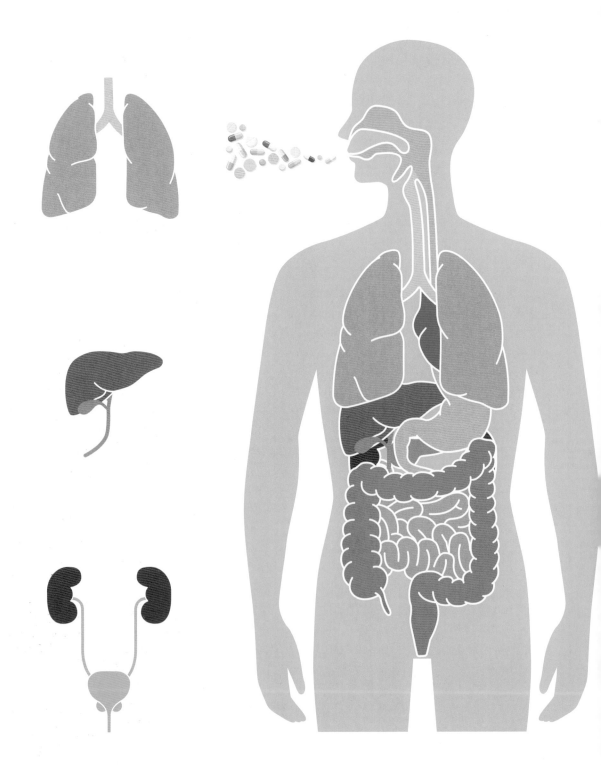

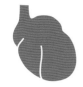

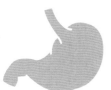

4

主要藥物及其作用

Major medicines and their effects

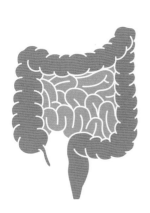

以對症療法為核心的感冒藥及治療方式

「感冒」主要指因鼻子、喉嚨的病毒感染，使上呼吸道急性發炎的症狀總稱[※]。也稱為「急性上呼吸道感染」或「普通感冒」，會出現發燒、頭痛、關節痛等全身症狀，以及打噴嚏、流鼻水、喉嚨痛、咳嗽、多痰等呼吸道症狀。一般來說，在免疫系統的運作下，應可自然排除體內病毒，但如果症狀嚴重的話，可服藥緩和症狀。

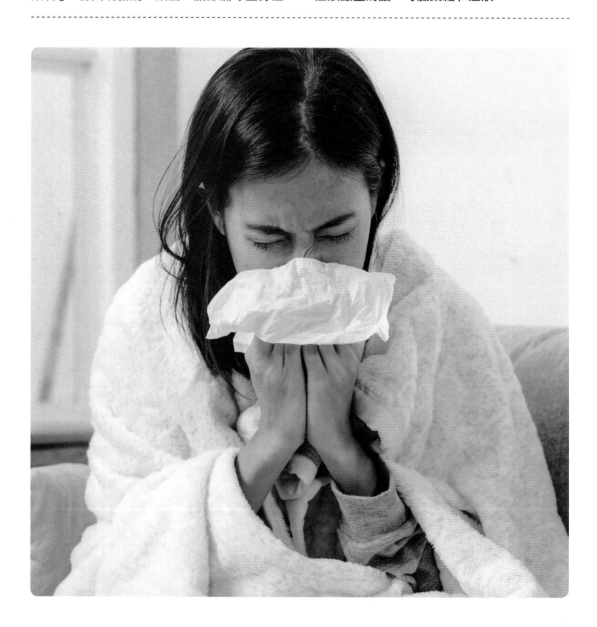

感冒藥可分為兩類，分別是一次應對各種症狀的「綜合感冒藥」，以及針對頭痛、咳嗽、多痰等特定症狀的藥物。「鎮咳祛痰用藥」就屬於後者。依照作用在身體上的部位，可以分成「中樞性鎮咳藥」（麻醉性／非麻醉性）與「末梢性鎮咳藥」。可待因（codeine）、二氫可待因（dihydrocodeine）等麻醉性中樞性鎮咳藥自古以來就被用來止咳。顧名思義，其有效成分為醫療用麻醉藥，藥效比非麻醉性鎮咳藥強，但連續使用的話會產生依賴性（僅限醫療用，故較少出問題）。

※：細菌或寄生蟲感染也會造成感冒。已確認可造成感冒的病毒有200種以上，故「免疫記憶」派不上用場。這就是為什麼我們會得很多次感冒的原因。

綜合感冒藥

PL組合顆粒

成分名：水楊醯胺（salicylamide）、乙醯胺酚（paracetamol）、無水咖啡因、甲烯二水楊酸苯（promethazine methylenedisalicylate）
學名藥：Towathiem組合顆粒等

由解熱鎮痛藥、抗組織胺藥、止咳藥、祛痰藥等多種成分組合而成的感冒藥，可應對各種症狀。若與其他含「乙醯胺酚」的藥物併用，可能會嚴重傷肝。

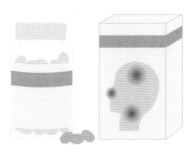

解熱鎮痛藥

Calonal®

成分名：乙醯胺酚（acetaminophen）
學名藥：乙醯胺酚錠

乙醯胺酚的使用已有很長的歷史，可作用在腦下視丘的體溫調節中樞。幾乎沒有抑制發炎的效果，而是能緩解發燒與疼痛，兒童也可服用。Calonal可製成塞劑、錠劑、顆粒劑。

麻醉性中樞性鎮咳藥

磷酸可待因錠

成分名：可待因磷酸水合物（codeine phosphate hydrate）
學名藥：無

能抑制興奮的腦咳嗽中樞（延腦）對灰塵、病毒等異物的過敏反應，達到鎮咳作用。一般會在咳嗽嚴重時短期使用，對少痰的咳嗽特別有效。另外也用於鎮痛與改善腹瀉。

非麻醉性中樞性鎮咳藥

滅咳康（Medicon）®

成分名：右美沙芬氫溴酸鹽水合物（dextromethorphan hydrobromide hydrate）
學名藥：右美沙芬氫溴酸鹽錠

與磷酸可待因錠一樣，都是透過抑制腦咳嗽中樞達到鎮咳作用，但即使持續服用，也不會產生依賴性。可緩解感冒、急性或慢性支氣管炎、支氣管擴張症、肺炎、肺結核、上呼吸道炎的咳嗽等。

伊普（Ibuprofen / Bufferin）®

成分名：異丁苯丙酸 / 伊布洛芬（ibuprofen）
學名藥：伊布洛芬錠

類似阿斯匹靈，可阻止造成疼痛與發炎之「前列腺素」的合成，達到解熱、緩解疼痛與發炎的效果（NSAIDs：非類固醇抗發炎藥）。但有傷胃等副作用。

＊這裡列出的藥劑僅為舉例（後面章節的內容也一樣）

保護胃黏膜、抑制胃酸分泌

胃　或十二指腸通常有自己的防禦機制，防止自己不被胃酸或胃液的消化酵素傷害。不過食物、飲酒、吸菸等生活習慣或壓力可能會破壞這個防禦機制，使胃酸過度分泌，胃黏膜遭破壞，造成「急性胃炎」。

抑制胃酸分泌的「胃酸分泌抑制劑」可緩解這類症狀。胃酸分泌抑制劑可分為「組織胺H₂受體拮抗劑」（histamine H₂ receptor antagonist）、「氫離子幫浦抑制劑」（proton pump inhibitors, PPI）。後者的藥效較強，常用於「消化性潰瘍」與「逆流性食道炎」。

另外，胃藥還包括促進胃部活動（促進唾液或胃酸分泌）的「健胃藥」，以及促進消化酵素的分泌，改善過度飲食造成胃下垂的「消化藥」。換言之，雖然都稱為「胃藥」，但不同的胃藥可能有不同的效果。

這種狀況並不限於胃藥。為了防止藥物沒有發揮預期藥效，或者症狀惡化，在店裡購藥時，一定要仔細確認。

氫離子幫浦抑制劑（PPI）

耐適恩（Nexium）® 膠囊

成分名：埃索美拉唑鎂水合物（esomeprazole magnesium hydrate）
學名藥：無

透過阻礙「氫離子幫浦」這種酵素的作用，強力抑制胃酸分泌，藉此改善消化性潰瘍、逆流性食道炎等症狀。胃酸分泌受抑制後，胃內pH值升高，可提升抗生素消滅幽門螺旋桿菌的效果。

組織胺H₂受體拮抗劑

高舒達（Gaster）® 錠

成分名：法莫替丁（famotidine）
學名藥：法莫替丁錠等

為消化性潰瘍的治療帶來劃時代進步的藥物。透過阻斷胃黏膜細胞的「組織胺H₂受體」，強力抑制（會刺激胃黏膜的）胃酸分泌，故也稱作「H₂受體抗拮劑」。除了消化性潰瘍之外，也可改善逆流性食道炎、急性胃炎、慢性胃炎急性發作期的胃黏膜病變。

防禦因子增強劑

膜固思達（Mucosta）® 錠

成分名：瑞巴派特（rebamipide）
學名藥：瑞巴派特錠等

增加血流量，或者直接作用在胃黏膜上以增加黏液分泌，藉此提高防禦功能。可抑制發炎、胃潰瘍、出血、腫脹，幫助修復受損的胃黏膜。可改善胃潰瘍、急性胃炎、慢性胃炎急性發作期的胃黏膜病變。

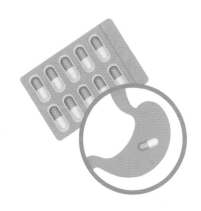

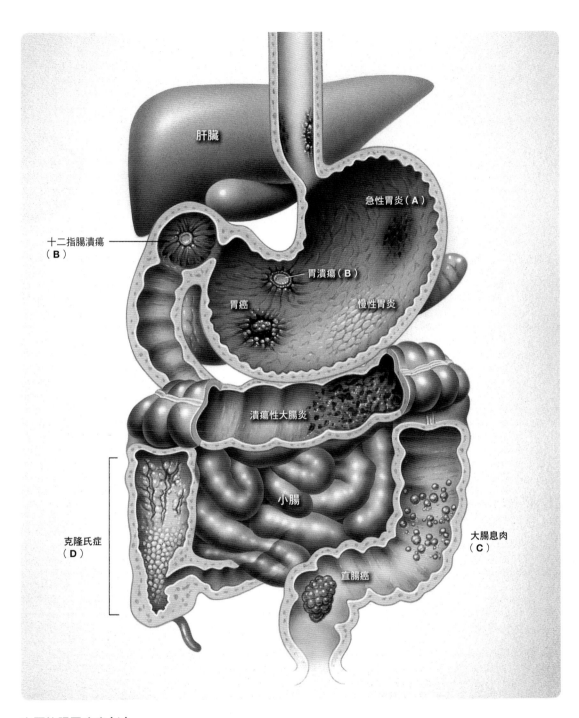

肝臟

急性胃炎（A）

十二指腸潰瘍（B）

胃潰瘍（B）

胃癌

慢性胃炎

潰瘍性大腸炎

克隆氏症（D）

小腸

大腸息肉（C）

直腸癌

主要的腸胃疾病（↑）

A：暴飲暴食、壓力、過敏等原因造成的胃黏膜損傷，可能伴隨出血。胸部或上腹部疼痛，出現嘔吐等症狀。**B**：保護胃（十二指腸）黏膜的黏液分泌與胃酸分泌失衡，使胃壁（十二指腸壁）出現自體消化狀態。「胃幽門螺旋桿菌」（Helicobacter pylori）是破壞平衡的原因之一。**C**：大腸黏膜產生的菇狀腫瘤，常見於乙狀結腸及直腸。部分腺瘤性息肉有癌化的可能，必須接受治療。若出現100個以上的息肉，則稱作「息肉症」（polyposis）。**D**：從口到肛門的消化道各處皆出現潰瘍。原因不明，會出現慢性腹痛、腹瀉、體重減少等症狀。可採用絕食，僅補充營養劑的「營養療法」減輕症狀。

增加益菌的「活菌製劑」，促進排便的「瀉藥」

大腸內居住著許多「腸道細菌」。一名成人的腸道細菌重量可達到1.5公斤。腸道細菌可將部分人類未能消化的食物成分（食物纖維、未消化的蛋白質），分解成人類可以吸收的成分。

腸道細菌中，對人體有利的稱作「益菌」，對人體有害的稱作「害菌」，兩種性質兼具者稱作「中性菌」。之所以會出現腹瀉與便祕等症狀，就是因為害菌在某些原因下大肆增殖，攪亂了腸道環境的關係。

「活菌製劑」可增加腸道內乳酸菌（比菲德氏菌、代田菌）等益菌的數量，製造乳酸，抑制大腸桿菌等害菌的繁殖。當腸道內的益菌逐漸占優勢時，便可改善腹瀉等因腸道細菌的失衡所導致的各種症狀。

便祕病患需服用瀉藥。很久以前，人們便會使用主成分為鎂的「鹽類瀉藥」，可增加便中水分，使其變得鬆軟、促進排便。而「浣腸劑」的主成分為甘油，從肛門注入浣腸劑後，可刺激直腸黏膜，促進排便。

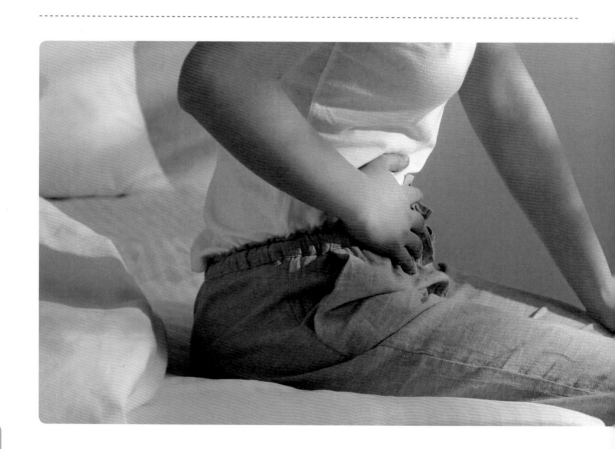

活菌製劑

表飛鳴（Biofermin）®

成分名：乳酸菌樂多命（lactomin）
學名藥：樂多命錠等

補充乳酸菌與糖化菌（可製造乳酸菌需要的營養），可增加
腸內的乳酸，抑制害菌的繁殖，改善腹瀉、便祕、腹部脹氣
等症狀。

非刺激性瀉藥（鹽類瀉藥）

氧化鎂

成分名：氧化鎂
學名藥：Magmitt®等

提升腸道內滲透壓，以匯集腸道內水分。這可以軟化糞便，
促進腸蠕動以及排便。但可能會因為血液中的鎂濃度過高而
造成「高血鎂症」（hypermagnesemia）。

＊氧化鎂可用作胃的制酸劑。

浣腸劑

甘油浣腸

成分名：甘油
學名藥：甘油浣腸液等

作為主成分的甘油可直接刺激直腸，促進腸蠕動與排便。因
會產生依賴性（變成不用藥就無法排便的狀態），故須避免
連續使用。

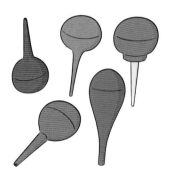

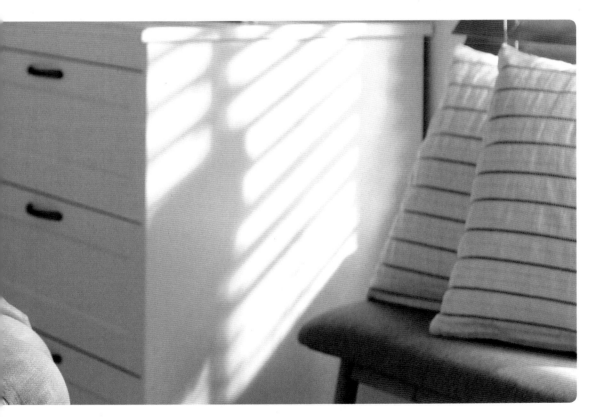

催生出兩個「世界首次」的高峰讓吉

因為旅遊的便利性，臺灣人對日本藥品種類也相當熟悉，您有聽過「高峰氏澱粉酶／高若斯多壽散」（Takadiastase）這種腸胃藥（消化藥）嗎？這是世界上首次使用消化酵素的藥物，由高峰讓吉（1854～1922）發明。

讓吉出生於富山縣高岡市。父親為加賀藩的御典醫（侍奉大名的醫師），母親則出身釀酒商。讓吉10歲時曾到長崎留學，以此為契機，他輾轉到了京都、大阪等地，積極學習醫學、英語等來自西洋的學問。

在「工學寮」（現在的東京大學工學部）主修應用化學的讓吉，以優異成績畢業後，到英國蘇格蘭格拉斯哥（Glasgow）大學留學3年。留學過程中，讓吉體會到化學肥料（人造肥料）對增產糧食的重要性，回日本後便進入農商務省工務局服務。1886年，與澀澤榮一及益田孝共同設立「東京人造肥料公司」。

到美國製酒受挫，卻在製藥中復活

另一方面，讓吉也在思考如何將日本的製酒技術應用在化學領域中。他將製造日本酒時不可或缺的麴菌應用在威士忌的製造上，開發出「高峰式元麴改良法」，並取得專利。不久後，美國威士忌公司向讓吉招手，他便藉著這個機會前往美國。

雖然威士忌的製造並不順利，讓吉仍持續進行麴菌的研究。後來，他發現高分子澱粉分解成低分子葡萄糖的過程，與麴菌可分解自身澱粉之強力消化酵素有關。1894年，讓吉成功從麴菌中萃取出這種酵素，並以自己的名字命名為「Takadiastase」。日本與美國的製藥公司皆將Takadiastase作為腸胃藥（消化藥）販賣，

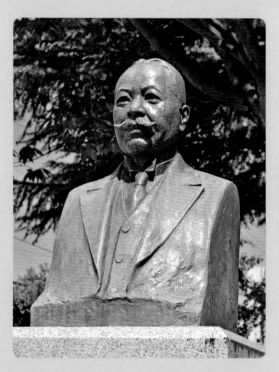

高峰讓吉

讓吉將販售藥物（專利收入）獲得的財產積極投入美日的民間外交。

在全世界蔚為風潮。

世界首次成功萃取腎上腺素

說到由讓吉催生的產品，就不得不提到另一種藥「腎上腺素」。腎上腺素是由腎上腺分泌的激素，可讓血管收縮、血壓上升。

當時，世界上許多科學家都嘗試要萃取出腎上腺素，卻都沒有獲得顯著的成果。美國派德（Parke-Davis）製藥公司也委託讓吉研究腎上腺素的萃取方法。讓吉與助手上中啟三共同投

Takadiastase

消化酵素可將食物中的澱粉與蛋白質分解成葡萄糖與胺基酸，使身體較容易吸收這些營養素。消化酵素主要由腸、胃分泌，但如果吃太多食物，或者腸胃功能減弱使消化酵素的分泌量不足，就會造成消化不良。Takadiastase就是可以改善這種狀態的重要藥物。

＊圖片提供：高岡市立博物館

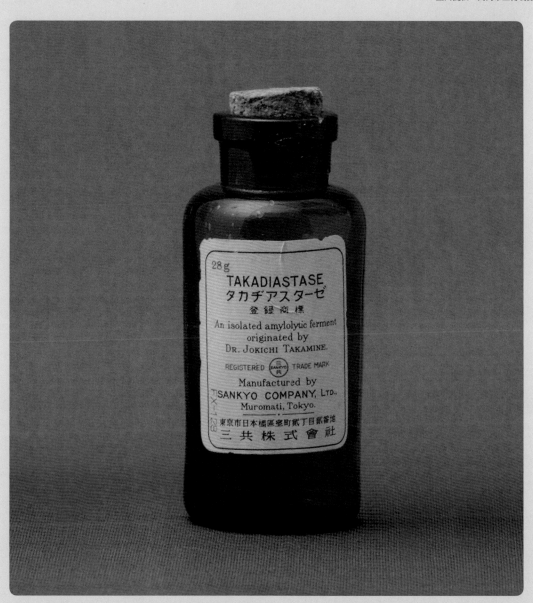

入研究，於1900年成功取得世界上第一個腎上腺素結晶。隔年，商品化的腎上腺素液劑成為了全世界醫生的重要藥物（外科手術時可作為止血劑），至今仍保有其地位。

因為這些成果，使讓吉有「近代生物科技之父」之稱。

依不同用途而有不同形狀 與藥效的皮膚用藥

覆 蓋我們身體的皮膚,在受到紫外線、化學物質、過敏物質的刺激,或是受到真菌(病原性黴菌)感染、細菌感染、病毒感染、關節受傷時,會出現發炎等症狀。

皮膚表面的角質層或指甲受白癬菌(真菌)感染後,會發癢增厚,造成「足癬症」(俗稱香港腳)等情況。真菌合成細胞膜時需要「麥角固醇」(ergosterol)這種物質,而藥物「盧

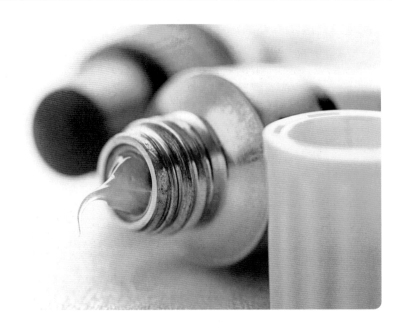

類固醇外用藥

戴摩膚(Dermovate)®

成分名:丙酸氯貝皮質醇(clobetasol propionate)
學名藥:Glydil®等

用於濕疹、皮膚炎、癢疹、乾癬、蟲咬、掌蹠膿疱症、藥疹、中毒性紅斑、蟹足腫(keloid)、肉芽腫、苔癬性類澱粉症(lichen amyloidosis)、天疱瘡、惡性淋巴瘤、圓禿等。

Myser®

成分名:二氟潑尼酯(difluprednate)
學名藥:Saivase軟膏等

用於濕疹、皮膚炎、乾癬、紅皮症、掌蹠膿疱症、藥疹、中毒性紅斑、蟲咬、紅斑症、特發性色素性紫斑、肥厚性瘢痕、瘢痕疙瘩、皮膚類澱粉沉積症、天疱瘡、圓禿等。

分類

第一級:最強效
(Strongest)

第二級:強效
(Very Strong)

皮膚用藥

立康唑」（luliconazole）可以抑制麥角固醇的生成，進而抑制真菌增殖。另外，治療指甲的皮膚病時，只使用塗抹藥物較難以發揮藥效，故常與「鹽酸特比萘芬」（terbinafine hydrochloride）等內服藥並用。

　　治療皮膚炎或蟲子叮咬的傷口時，會使用「類固醇外用藥」。在日本，類固醇外用藥依藥效強弱可以分成五個等級。醫院會依照患部、患部狀態、患者年齡等，決定使用的藥物（等級可參考下圖）。

＊類固醇藥物是仿造體內腎上腺分泌的「類固醇激素」製造出來的人工合成藥物。類固醇藥物可刺激免疫細胞的活動，或者抑制體內分泌刺激性物質，故可緩和發炎或過敏反應。

＊在臺灣，類固醇外用藥則是依強度分成七個等級。

抗淺表真菌感染藥（咪唑衍生物）

盧立康（Lulicon）®

成分名：盧立康唑（luliconazole）
學名藥：無

治療香港腳等的藥物，可抑制真菌增殖。對皮膚角質的滲透力強，可長時間停留在患部。劑型包括乳膏、軟膏、液體等三種。

臨得隆（Rinderon）®

成分名：戊酸貝質醇（betamethasone valerate）
學名藥：Keligroll®等

用於濕疹、皮膚搔癢症、癢疹、蟲咬、乾癬、掌蹠膿疱症、扁平苔癬、光澤苔癬、紅斑症、紅皮症、藥疹、中毒性紅斑、圓禿、燙傷、凍瘡、天疱瘡等。

Almeta®

成分名：阿氯米松二丙酸酯
　　　　（alclometasone dipropionate）
學名藥：Talmea®軟膏等

用於濕疹、皮膚炎、乾癬、癢疹、蟲咬、掌蹠膿疱症、扁平苔癬、玫瑰糠疹、紅斑症、藥疹、中毒性紅斑、紅皮症、特發性色素性紫斑、慢性圓盤狀紅斑性狼瘡等。

抗深部或淺表真菌感染藥（烯丙基胺衍生物）

療黴舒（Lamisil）®

成分名：鹽酸特比萘芬（terbinafine hydrochloride）
學名藥：特比萘芬（terbinafine）錠等

能抑制真菌增殖的香港腳藥，可製成錠劑、乳膏、噴液。錠劑可用於一般外用抗真菌藥難以治療的白癬性肉芽腫、孢子絲菌病（sporotrichosis）、黑色真菌症（chromomycosis）。

抗病毒藥物（抗人類單純疱疹病毒藥物）

熱威樂素（Zovirax）®

成分名：無環鳥苷（aciclovir）
學名藥：克庖疹／阿昔洛韋（aciclovir）錠等

用於治療人類單純疱疹病毒（HSV）感染後所產生的「水泡」。Zovirax可抑制病毒的DNA複製。

Terra-Cortril®

成分名：鹽酸羥四環素、皮質醇
　　　　（oxytetracycline hydrochloride, hydrocortisone）
學名藥：無

用於深層皮膚感染症、慢性膿皮症、皮膚潮濕、糜爛及結痂，或者併發二次感染的濕疹及皮膚炎、外傷，燙傷及手術創傷等的二次感染、牙周炎、感染性口腔炎、舌炎等。

| 第三級：中效（Strong） | 第四級：中弱效（Medium） | 第五級：弱效（Week） |

氣喘病患可使用兩種藥物

因 過敏造成的疾病,稱為過敏性疾病。

「氣喘」(支氣管氣喘、咳嗽變異型氣喘)便屬於過敏性疾病之一。支氣管氣喘的典型症狀為氣管變窄、呼吸困難,呼吸時會出現「咻咻」般的聲音,稱作「喘鳴」。氣喘發作時會出現咳嗽與痰,通常在夜晚或黎明時發作。若能在氣喘的初期階段治療,可防止惡化,但如果置之不理,便會演變成重症(可能會因發作而死亡)。

氣喘會使用兩類藥物治療,分別是發作時使用的「緩解型藥物」,以及長期性管理症狀的「控制型藥物」。前者多為可在短時間內發揮藥效的支氣管擴張藥,後者則包括藥效可持續很長時間的支氣管擴張藥、消炎藥(吸入性類固醇、抗過敏藥),或是這些藥物的調合劑(ICS+LABA[※]調合劑)。

重度氣喘須使用注射劑「奧馬佐單抗」(omalizumab)治療,直接阻止過敏反應發生。「IgE抗體」是引發過敏反應的源頭,而奧馬佐單抗可減少血液中的IgE抗體。不過,我們不能一直禁止身體製造IgE抗體,所以必須定期投藥。

[※]:吸入性類固醇(ICS)+長效乙二型交感神經刺激劑(LABA)。

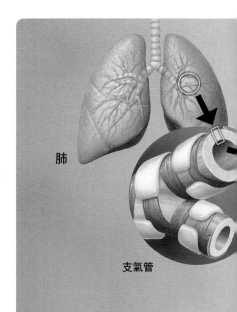

肺

支氣管

發作時使用(緩解型藥物)

支氣管氣喘發作時,會使用擴張支氣管的「支氣管擴張藥」。

支氣管擴張藥大致可分成三種。第一種「短時間作用型β2刺激藥」可作用在交感神經上,擴張支氣管,可製成吸入劑或錠劑(例:丙卡特羅鹽酸水合物procaterol HCL);第二種「茶鹼藥物」可抑制酵素「磷酸二酯酶」的作用,阻止支氣管的平滑肌收縮,可製成注射劑或錠劑(例:氨茶鹼aminophylline);第三種「抗膽鹼藥」可抑制與支氣管收縮有關之神經傳導物「乙醯膽鹼」的作用,可製成吸入劑(例:溴化異丙托胺水合物ipratropium bromide hydrate)。

長期管理用的藥物(控制型藥物)

潤娃(Relvar)®

成分名:vilanterol trifenatate與糠酸氟替卡松(fluticasone furoate)
學名藥:無

ICS/LABA調合劑。配合呼吸,由吸入口吸入調配好的藥物,使有效成分正確的抵達特定患部(副作用較少)。

欣流(Singulair)®

成分名:蒙特魯卡斯特鈉(montelukast sodium)
學名藥:蒙特魯卡斯特錠等

抗過敏藥「白三烯受體拮抗劑」(抑制組織胺、白三烯等化學物質的釋出、作用)的一種。可擴張支氣管、抑制發炎,故可緩和症狀、預防氣喘發作。

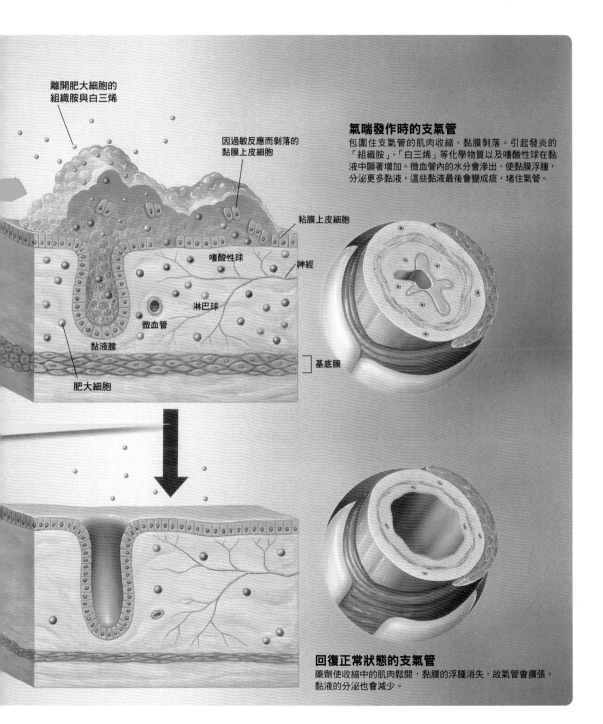

離開肥大細胞的
組織胺與白三烯

因過敏反應而剝落的
黏膜上皮細胞

氣喘發作時的支氣管

包圍住支氣管的肌肉收縮、黏膜剝落。引起發炎的
「組織胺」、「白三烯」等化學物質以及嗜酸性球在黏
液中顯著增加。微血管內的水分會滲出，使黏膜浮腫，
分泌更多黏液，這些黏液最後會變成痰，堵住氣管。

粘膜上皮細胞

嗜酸性球

神經

淋巴球

微血管

黏液腺

基底膜

肥大細胞

回復正常狀態的支氣管

藥劑使收縮中的肌肉鬆開，黏膜的浮腫消失，故氣管會擴張。
黏液的分泌也會減少。

白內障與青光眼使用的藥物與治療方法

「白內障」指的是眼睛內平時透明的「水晶體」變成白色混濁的疾病。水晶體若出現混濁，聚集的光線便會隨意散射，使視線變得模糊、把一個東西看成兩個，或者覺得光線很刺眼。白內障最常見的原因是老年化、外傷、紫外線，以及異位性

眼睛的運作機制

眼睛可感受到物體反射的光，並轉換成電訊號，再透過視神經傳送至腦。光經過「角膜」與「水晶體」這兩個透鏡的彎曲後，會在眼睛深處的「視網膜」成像。

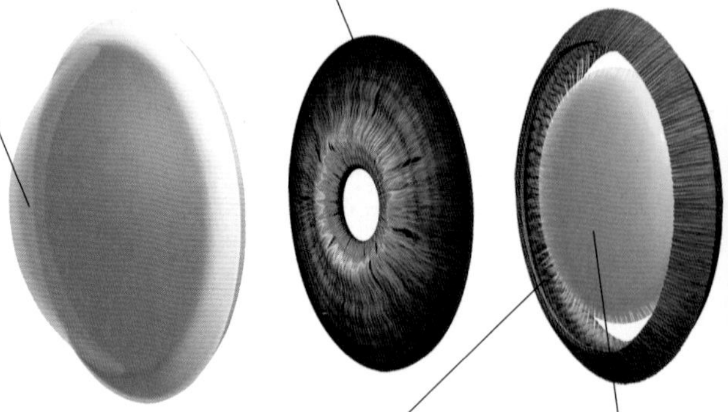

虹膜
（可調整中央的洞（瞳孔），調節進入眼睛的光量）

角膜
（厚度約0.6毫米，薄且堅硬的透鏡）

白內障

水晶體混濁

睫狀體
（由多條肌肉構成的輪狀組織，可改變水晶體的厚度）

水晶體
（擁有彈力的透鏡，可改變厚度）

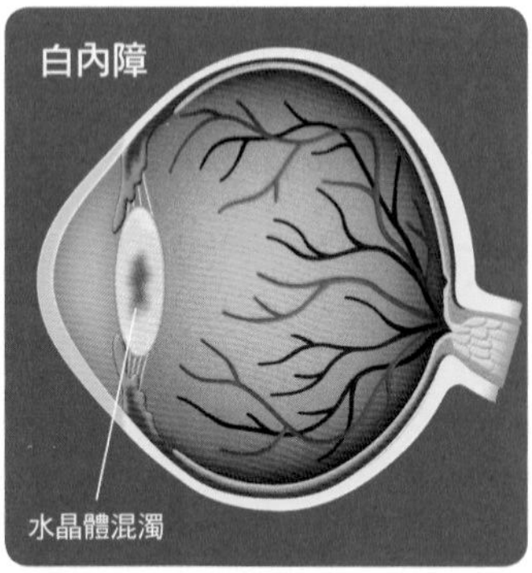

白內障治療藥物

卡他靈（Catalin）®點眼液

成分名：吡諾克辛
學名藥：柯寧優尼（Kari Uni）®點眼液等

本藥物會妨礙奎諾物質（quinoid substance）的作用，以免水晶體中所含之水溶性蛋白質變性。藉此保持水晶體的透明性，延緩白內障的惡化。

得視安（Tathion）®點眼液

成分名：麩胱甘肽
學名藥：無

主成分為麩胱甘肽，是由體內三種胺基酸組成的化合物。本藥物可增加眼球內麩胱甘肽的濃度，防止白內障惡化，並減輕角膜損傷。也可用於角膜潰瘍、角膜上皮剝離與角膜炎。

眼科用藥

皮膚炎。

　一般會使用「吡諾克辛」（pirenoxine）、「麩胱甘肽」（glutathione）等眼藥治療白內障。不過，這些藥物最多只能延緩病情惡化，目前沒有任何藥物可以讓水晶體恢復原狀，若想要治癒就必須要動手術。

　「青光眼」是因為老化使眼壓上升的症狀。

「視神經」是將眼睛看到的資訊傳達至腦的神經，青光眼患者的視神經遭壓迫，故視線會變得狹窄。治療青光眼的藥物包括「前列腺素製劑」、「β阻斷劑」、「EP2受體促效劑」等降低眼壓的眼藥。另外，青光眼惡化時沒有任何自覺症狀，所以常因為太晚治療而失明。

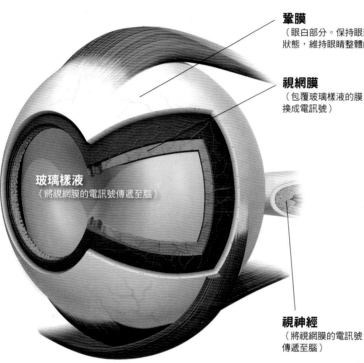

鞏膜
（眼白部分。保持眼球內部處於「暗室」狀態，維持眼睛整體的強度）

視網膜
（包覆玻璃樣液的膜，可將接收到的光轉換成電訊號）

玻璃樣液
（將視網膜的電訊號傳遞至腦）

視神經
（將視網膜的電訊號傳遞至腦）

房水
眼中的「房水」液體循環，可讓眼內壓力（眼壓）保持一定，保持眼球形狀。

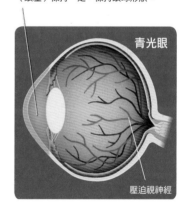

青光眼

壓迫視神經

青光眼治療藥物（β阻斷劑）

美特朗（Mikelan）® LA點眼液

成分名：鹽酸卡特洛（carteolol hydrochloride）
學名藥：鹽酸卡特洛持續長效點眼液等

藉由阻斷β受體、刺激交感神經，抑制房水生成，降低眼壓。本藥物增加黏性後，可停留在患部的時間較長，具有持續長效的特點。可用於青光眼、高眼壓症。

（前列腺素製劑）

舒而坦（Xalatan）® 點眼液

成分名：拉坦前列素（latanoprost）
學名藥：拉坦前列素點眼液等

本藥物會促使房水從「葡萄膜鞏膜通道」排出，藉此降低眼壓。除了青光眼之外，也可用於治療高眼壓症。

不同原因的鼻炎，會使用不同藥物

「**鼻**」炎」是一種鼻子的疾病，患者鼻內（鼻腔、鼻竇）的黏膜發炎，會出現打噴嚏、流鼻水、鼻塞等症狀。其中，鼻竇是頭骨內與鼻腔連接的空洞，於鼻竇發生的鼻炎稱作「鼻竇炎」。

感冒病毒、花粉[※]、室內塵埃等過敏物質、溫差皆有可能造成鼻炎。感冒病毒所引起的鼻炎可用「含抗膽鹼成分的感冒藥」治療，而過敏性鼻炎可用抑制發炎的「類固醇鼻噴劑」或與組織胺拮抗的「抗組織胺」（內服藥）治療。

溫差造成的鼻炎稱作「血管運動性鼻炎」（vasomotor rhinitis，亦稱溫差過敏）。雖然也叫作「過敏」，但並不是真正的過敏，而是自律神經失調的症狀。目前沒有針對血管運動性鼻炎做治療的藥物（可以用類固醇藥物或抗組織胺藥物緩減症狀），一般來說，隨著溫差減少，血管運動性鼻炎就會自然痊癒。

[※]：花粉所造成的過敏性鼻炎稱作「花粉症」（參考第24頁）。

鼻噴劑用類固醇藥物

內舒拿（Nasonex）® 鼻噴劑

成分名：莫米松糠酸酯單水合物
　　　　（mometasone furoate hydrate）
學名藥：無

用於過敏性鼻炎的鼻噴劑。1日噴1次就有很好的效果，且不會影響到其他地方。有抗過敏與消炎作用，可直接作用在鼻黏膜上，改善打噴嚏、流鼻水、鼻塞、鼻子癢等症狀。

臨得隆（Rinderon）®-A點眼點鼻液

成分名：貝皮質醇磷酸鈉鹽（betamethasone sodium phosphate）、虎雷黴素硫酸鹽（fradiomycin sulfate）
學名藥：Berbesolone F點眼、點鼻液

此複方藥物由強力抑制發炎的腎上腺皮質類固醇藥，與具有抗菌作用的抗生素組成。眼藥水用於併發細菌感染的發炎性疾病；點鼻藥用於過敏性鼻炎或是耳鼻喉科的術後處理。

抗組織胺（第2代）

艾來（Allegra）®

成分名：非索非那定鹽酸鹽（fexofenadine hydrochloride）
學名藥：非索非那定鹽酸鹽錠等

具有阻斷「組織胺H1受體」的作用，緩解搔癢感。可用於治療蕁麻疹、皮膚病（濕疹、皮膚炎、皮膚搔癢症、異位性皮膚炎）的搔癢感、過敏性鼻炎。

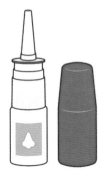

鼻的構造

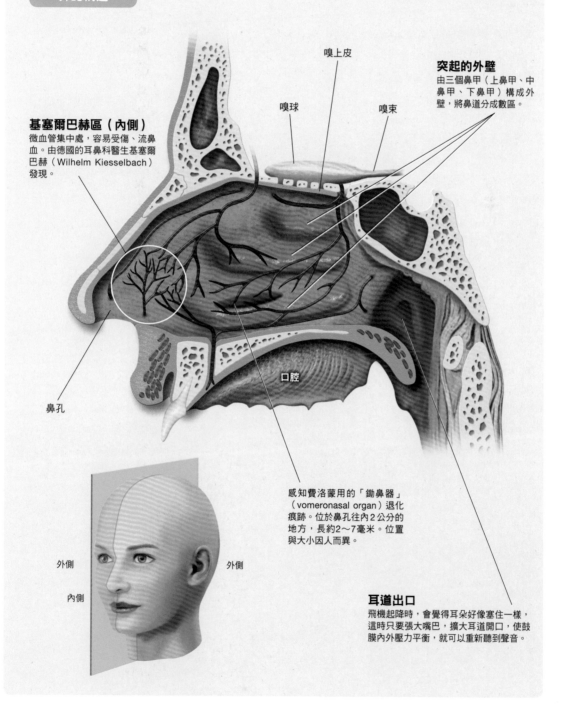

基塞爾巴赫區（內側）
微血管集中處，容易受傷、流鼻血。由德國的耳鼻科醫生基塞爾巴赫（Wilhelm Kiesselbach）發現。

嗅上皮

嗅球

嗅束

突起的外壁
由三個鼻甲（上鼻甲、中鼻甲、下鼻甲）構成外壁，將鼻道分成數區。

鼻孔

口腔

感知費洛蒙用的「鋤鼻器」（vomeronasal organ）退化痕跡。位於鼻孔往內2公分的地方，長約2～7毫米。位置與大小因人而異。

外側

外側

內側

耳道出口
飛機起降時，會覺得耳朵好像塞住一樣，這時只要張大嘴巴，擴大耳道開口，使鼓膜內外壓力平衡，就可以重新聽到聲音。

抗組織胺藥物與睡眠的關係

花粉等會引起過敏的物質進入體內後，免疫細胞（肥大細胞）會釋放出組織胺（參考第24頁）。組織胺與鼻黏膜細胞表面的「組織胺受體」（histamine receptor）結合後，會使鼻黏膜生成許多鼻水。「抗組織胺」的有效成分會與組織胺H_1受體結合，妨礙組織胺與其受體結合，藉此止住鼻水（A1～A4）。

另一方面，腦內的組織胺可以保持我們的集中力、判斷力，並維持在清醒狀態。若抗組織胺的有效成分封鎖住腦內的這些受體，就會產生集中力降低、想睡覺的副作用（B1～B3）。「反丁烯二酸氯馬斯汀」（clemastine fumarate，商品名Tavegil®，中文名克敏達錠）就是透過這種機制引發睡意的抗組織胺藥物。

改變藥物分子形狀
以抑制副作用

於是，醫學界開發出了「第2代抗組織胺藥物」並已開始販售。第2代抗組織胺藥物如「非索非那定」（fexofenadine，商品名Allegra®，中文名艾來）、「樂雷塔定」（loratadine，商品名Claritin®，中文名納寧錠），這些藥物的結構使它們無法通過血腦障壁，擁有抗過敏的效果，卻不會讓人想睡。

一般來說，物質的脂溶性（溶於油的性質）越高，越容易通過微血管的孔洞。「氯馬斯汀」的脂溶性很高，故會通過腦部微血管。不過「非索非那定」與「樂雷塔定」設計成了脂溶性較低的分子，通過腦部微血管的量較少，所以副作用也比較小。

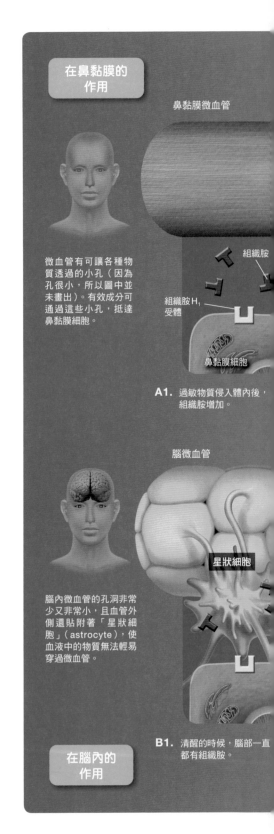

在鼻黏膜的作用

鼻黏膜微血管

微血管有可讓各種物質透過的小孔（因為孔很小，所以圖中並未畫出）。有效成分可通過這些小孔，抵達鼻黏膜細胞。

組織胺

組織胺H_1受體

鼻黏膜細胞

A1. 過敏物質侵入體內後，組織胺增加。

腦微血管

星狀細胞

腦內微血管的孔洞非常少又非常小，且血管外側還貼附著「星狀細胞」（astrocyte），使血液中的物質無法輕易穿過微血管。

B1. 清醒的時候，腦部一直都有組織胺。

在腦內的作用

未服用任何藥物的狀態　　　服用「會出現睡意的抗組織胺」　　　服用「不會出現睡意的抗組織
　　　　　　　　　　　　　　　　後的狀態　　　　　　　　　　　　胺」後的狀態

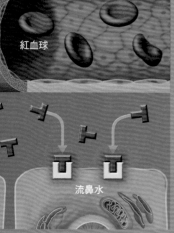

紅血球

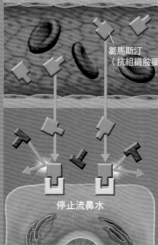

氯馬斯汀
（抗組織胺藥）

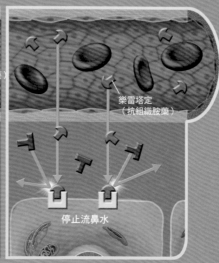

樂雷塔定
（抗組織胺藥）

流鼻水　　　　　　　　　　　停止流鼻水　　　　　　　　　　停止流鼻水

A2. 組織胺與組織胺受體結合，刺激訊
號傳遞至細胞內，就會流出鼻水。

A3. 氯馬斯汀可穿過微血管壁，與組
織胺受體結合，阻止組織胺刺激
細胞，抑制鼻水。

A4. 樂雷塔定也可穿過微血管壁，與組
織胺受體結合，阻止組織胺刺激細
胞，抑制鼻水。

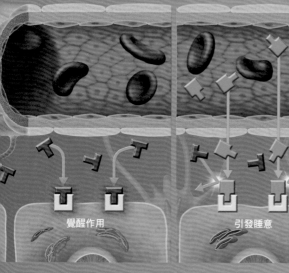

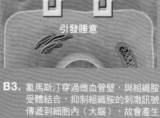

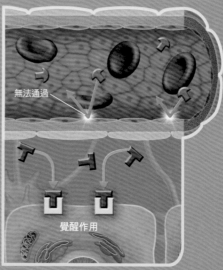

無法通過

覺醒作用　　　　　　　　　　引發睡意　　　　　　　　　　覺醒作用

B2. 組織胺與組織胺受體結合，傳遞刺
激到大腦，引發覺醒作用。

B3. 氯馬斯汀穿過微血管壁，與組織胺
受體結合，抑制組織胺的刺激訊號
傳遞到細胞內（大腦），故會產生
睡意。

B4. 樂雷塔定無法穿過腦的微血管壁，
故組織胺的刺激仍可傳遞到細胞內
（大腦），不會產生睡意。

治療心律不整的「利多卡因」

心臟在1分鐘內跳動的次數稱為「心跳數」。一般而言，心跳數在60～80次之間；換言之，心臟大約以每秒1次的頻率跳動。1天的心跳數約為10萬次，一生（80年）約為30億次。

心臟負責將血液送至全身，構成心臟的心肌細胞須有秩序地收縮才行。心臟內的「節律細胞」（pacemaker cell）可將電訊號刺激送至整個心臟，產生獨特的節律。

電訊號可刺激位在心肌細胞細胞膜上的蛋白質「鈉離子通道」（sodium channel），讓鈉離子從細胞外進入細胞內，且僅讓鈉離子通過。具體來說，當鈉離子通道打開，鈉離子流入細胞內時，細胞內外的電位差（電壓）

會跟著改變。透過這樣的電位差變化，活化心肌細胞，使心肌收縮（參考右頁圖A）。

但如果因某些異常，使細胞間無法正確傳遞資訊，血液就無法順利循環全身，這就是所謂的「心律不整」。

心律不整可以分成三大類，分別是「期外收縮」（心跳突然提前）、「心跳過快」，以及「心跳過慢」。一般會採取靜觀病情、藥物治療，或使用心導管（細長管狀的工具）治療[※]。治療藥物可分為Ⅰ～Ⅳ群，通常會從Ⅰ群的「鈉離子通道阻斷劑」開始使用。

與毒藥作用機制相同的「利多卡因」

「利多卡因」（lidocaine）是一種鈉離子阻斷劑，可用於心室性心律不整。心律不整的原因是節律細胞異常，導致心肌收縮指令無法適當傳遞至每個心肌細胞，造成心肌細胞異常活化。利多卡因可阻礙鈉離子通道的作用，抑制這種異常活化，進而抑制心律不整的狀況（B）。

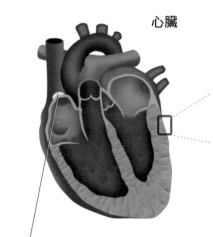

心臟

節律細胞
（竇房結）

B. 利多卡因進入體內的情況（→）
利多卡因會阻礙鈉離子通道的作用，抑制心肌細胞的異常收縮。

C. 河魨毒素進入體內時（→）
河魨毒素會阻礙鈉離子通道的作用，使心肌細胞無法收縮，使心臟無法將血液送至全身各處（心臟衰竭），嚴重的話會導致死亡。

主要的心律不整種類

正常心跳

心跳過快

心跳過慢

除此之外，著名的河魨毒素（tetrodotoxin）與利多卡因一樣會阻斷鈉離子通道。當河魨毒素進入體內，就會阻斷全身的鈉離子通道，使心肌與呼吸肌肉無法收縮，造成呼吸麻痺、心臟衰竭，導致死亡。這就是河魨毒素的致毒機制（**C**）。從細胞運作機制的角度來看，毒與藥並無區別。

※：心導管燒灼術利用電流燒灼並阻斷不正常的神經傳導，主要用於治療心跳過快的病患。心跳過慢的病患則會裝上「人工心律調節器」，自動送出電訊號刺激心臟跳動。

鈉離子通道阻斷劑（Ⅰa類抗心律不整藥）

安脈能（Amisalin）®

成分名：普魯卡因胺鹽酸鹽
（procainamide hydrochloride）
學名藥：無

基本的抗心律不整藥物，用於心房與心室，抑制心肌異常收縮。可用於期外收縮、陣發性上心室頻脈（PSVT）的預防與治療，預防新發生的心房顫動以及急性心肌梗塞造成的心室性心律不整。

鈉離子通道阻斷劑（Ⅰb類抗心律不整藥）

苦息樂卡因（Xylocaine）®注射液

成分名：利多卡因鹽酸鹽
學名藥：利多卡因鹽酸鹽注射液

有局部麻醉作用，可用於心室性心律不整。可阻礙鈉離子通道的作用，以抑制心律不整。另外，利多卡因可抑制搔癢感及疼痛，故也用於鼻炎用點鼻藥、香港腳外用藥等。

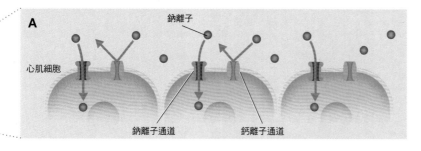

A

鈉離子

心肌細胞

鈉離子通道　鈣離子通道

心肌細胞上有兩種離子通道，分別是僅讓鈉離子通過的「鈉離子通道」，以及僅讓鈣離子通過的「鈣離子通道」。離子依規律通過這些通道，可讓心臟有秩序地收縮。利多卡因與河魨毒素皆可阻礙鈉離子通道的作用，下方為其毒性或藥性的示意圖。

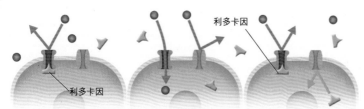

B

利多卡因

利多卡因

利多卡因

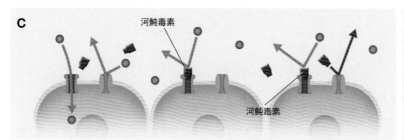

C

河魨毒素

河魨毒素

河魨毒素

河魨毒素

抑制糖生成、促進糖消耗的「二甲雙胍」

血糖指的是血液中的葡萄糖濃度。「胰臟」平時會將血糖調整在一定濃度區間。胰臟「胰島」（pancreatic islet）的 β 細胞

從微血管得知血糖偏高時，會分泌「胰島素」（insulin）以降低血糖。用餐後腸道會吸收葡萄糖，使血糖升高，不過在胰島素的作用

分泌胰島素的胰臟
（胰島）

腺苷三磷酸（ATP）敏感性鉀離子通道
平時鉀離子會藉由這個通道流出細胞，當ATP與之結合時，通道便會關閉。

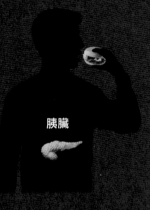

胰臟

葡萄糖

ATP

攝入葡萄糖的粒線體會釋放出「ATP」。

β 細胞（胰島）

粒線體

電位門控鉀離子通道Q亞型成員1（potassium voltage-gated channel subfamily Q member 1,KCNQ1）蛋白質
鉀離子從細胞內移動至細胞外的通道之一。若這個通道的功能過強，便有可能阻礙胰島素分泌。

下，血糖值會逐漸下降至正常範圍。

　　若有某種原因導致胰島素的效果降低，血糖長期處於偏高狀態，就是所謂的「糖尿病」。糖尿病分為兩種，臺灣的糖尿病患多屬於「第2型糖尿病」。在遺傳因素下，若病患又有飲食過量、運動不足等不良生活習慣，就會導致糖尿病發病。

　　第2型糖尿病的治療方式包括飲食療法與運動療法，若效果不夠充分，則可以進行藥物療法，通常會使用「二甲雙胍」（metformin），抑制肝臟的糖生成，並促進肌肉與脂肪組織的糖消耗。

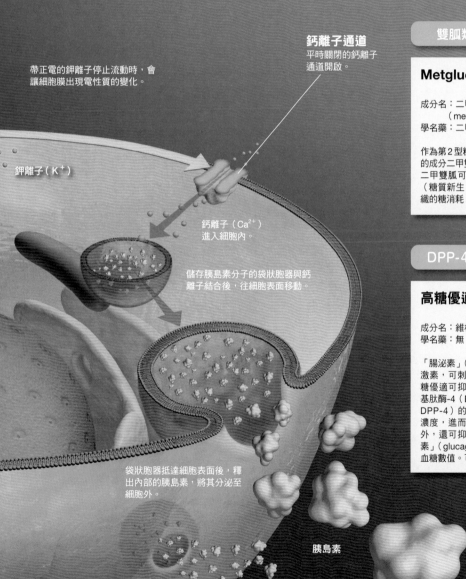

帶正電的鉀離子停止流動時，會讓細胞膜出現電性質的變化。

鈣離子通道
平時關閉的鈣離子通道開啟。

鉀離子（K⁺）

鈣離子（Ca²⁺）進入細胞內。

儲存胰島素分子的袋狀胞器與鈣離子結合後，往細胞表面移動。

袋狀胞器抵達細胞表面後，釋出內部的胰島素，將其分泌至細胞外。

胰島素

雙胍類藥物

Metgluco®

成分名：二甲雙胍鹽酸鹽
　　　　（metformin hydrochloride）
學名藥：二甲雙胍鹽酸鹽錠等

作為第2型糖尿病的藥物，Metgluco的成分二甲雙胍廣為世界各地使用。二甲雙胍可抑制肝臟的糖合成作用（糖質新生），並促進肌肉與脂肪組織的糖消耗，進而降低血糖。

DPP-4 抑制劑

高糖優適（Galvus）®

成分名：維格列汀（vildagliptin）
學名藥：無

「腸泌素」（incretin）是一種消化道激素，可刺激胰臟分泌胰島素。高糖優適可抑制腸泌素分解酵素二肽基肽酶-4（Dipeptidyl Peptidase 4, DPP-4）的作用，故可提高腸泌素濃度，進而刺激胰島素的分泌。另外，還可抑制使血糖提高之「升糖素」（glucagon）的分泌，進而改善血糖數值。可用於第2型糖尿病。

日本最常見的肝臟疾病「C型肝炎、肝硬化」

　　日本最常見的肝臟疾病是「C型肝炎、肝硬化」。C型肝炎是由肝炎病毒感染所引起之「病毒性肝炎」的一種。病毒性肝炎可依病毒種類分類，除了C型之外，還有A、B、D、E型※。

　　一般認為有50％的C型肝炎是透過醫院的輸血傳染。在C型肝炎的病毒尚未被發現的年代，若無症狀感染者捐血後，醫院再將其血液用於治療，就會傳染給他人。而在戰後物資缺乏的年代，注射興奮劑時使用的注射器若為多人共用，也會擴大肝炎感染情況。

　　C型肝炎病毒感染患者中，約有30％在無症狀下，由免疫系統自然治癒（有時會在這個過程中轉變成「急性肝炎」）。剩下的70％則會轉變成無法完全治癒的「慢性肝炎」。

　　若轉變成慢性肝炎，病毒潛伏的肝細胞會持續重複「被免疫細胞破壞→再生」的循環，數十年後，部分肝臟會因此萎縮，發展成肝硬化。

　　C型肝炎恐怖的地方就在於，肝硬化的惡化過程中，幾乎不會有任何自覺症狀，得到肝癌的風險也跟著提高。也有人是在確定自己有肝癌時，才知道自己有被C型肝炎病毒感染。專家估計，日本約有150萬人遭C型肝炎病毒感染，其中約有80萬人不曉得自己有被感染。

　　※：在日本所有慢性肝炎（病毒型肝炎）的病患中，C型佔了約70％。

肝癌死亡人數的變化（→）

右圖為肝癌死亡人數的變化，不同原因造成的肝癌以不同顏色表示。以前人們並不確定哪些疾病可能是肝癌的原因，不過，在1989年發現C型肝炎病毒後，當醫院診斷出肝癌，便會順帶調查是否受到病毒感染，於是發現許多人是先罹患C型肝炎，之後才惡化成肝癌而死亡。

在日本，因C型肝炎而死亡的病患逐漸減少，但因為酒精或肥胖等生活習慣造成非病毒性肝癌的死者卻逐漸增加，已成嚴重問題。

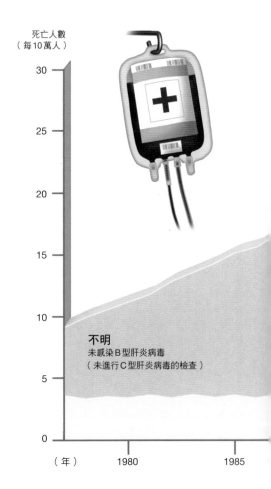

死亡人數
（每10萬人）

30

25

20

15

10

5

0

不明
未感染B型肝炎病毒
（未進行C型肝炎病毒的檢查）

（年）　　　　1980　　　　1985

從慢性肝炎演變到肝硬化的過程

肝臟由許多「肝小葉」（hepatic lobule）結構聚集而成，每個肝小葉約只有1毫米大。插圖為不同惡化程度之肝小葉的比較。

肝炎惡化過程中，肝小葉內的血管結構會逐漸損毀，使肝臟功能越來越低落。另外，在肝細胞重複破壞與再生的過程中，會製造出過多的膠原蛋白，這些膠原蛋白會彼此結合並「纖維化」。隨著纖維化的進行，惡化成肝癌的風險也跟著升高。

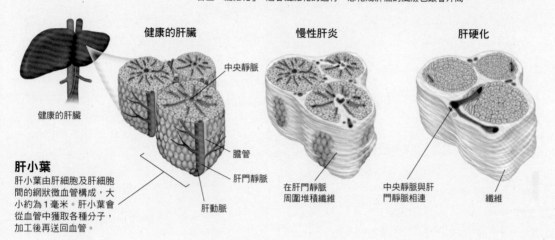

健康的肝臟

健康的肝臟

慢性肝炎

肝硬化

肝小葉
肝小葉由肝細胞及肝細胞間的網狀微血管構成，大小約為1毫米。肝小葉會從血管中獲取各種分子，加工後再送回血管。

中央靜脈

膽管

肝門靜脈

肝動脈

在肝門靜脈周圍堆積纖維

中央靜脈與肝門靜脈相連

纖維

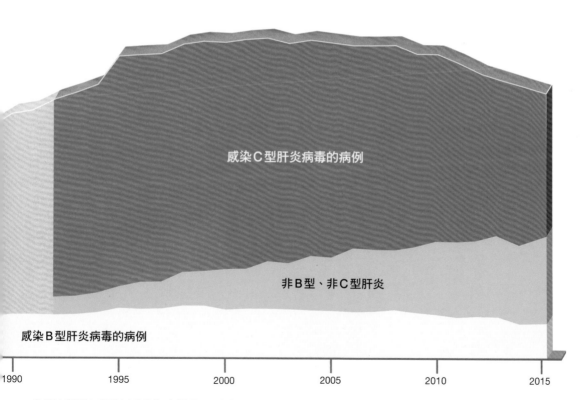

感染C型肝炎病毒的病例

非B型、非C型肝炎

感染B型肝炎病毒的病例

1990　　　　1995　　　　2000　　　　2005　　　　2010　　　　2015

＊參考日本肝臟學會《肝臟白皮書 平成27年度》圖4，日本厚生勞動省大臣官房統計情報部 人口動態統計，以及R Tateishi et al. A nationwide survey on non-B, non-C hepatocellular carcinoma in Japan: 2011-2015 update. J Gastroenterol. 2019 Apr;54(4):367-376等資料製成。

逐漸進化的Ｃ型肝炎藥物與治療方法

Ｃ型肝炎治療的第一步，是消滅病毒，阻止慢性肝炎與肝硬化的惡化。

距今30多年前的1992年，「干擾素療法」登場。人的細胞被病毒感染後，會釋放出干擾素（interferon）這種蛋白質。附近細胞接受到干擾素後，會製造某些能阻止病毒RNA或蛋白質合成的酵素，抑制病毒增殖。以干擾素治療時，可透過「干擾素製劑」（抗病毒藥物）投予人工製造的干擾素，促進細胞合成酵素，抑制病毒增殖。

依照部分基因的差異，可將Ｃ型肝炎病毒大致區分成第1型至第6型。日本的Ｃ型肝炎病患中，約有70％是第1型，約有30％是第2型。而臺灣也是第1、2型的患者人數較多。干擾素製劑的治療對第1型病患效果不彰，對第2型病患則效果顯著。此外，血液中的病毒量越少，越容易見效。

然而，干擾素療法會讓許多患者產生發燒、頭痛、肌肉痠痛等副作用。後來出現併用時能消滅更多病毒的藥物「利巴韋林」（ribavirin）或新的干擾素製劑「派樂能」（peginterferon alfa-2b）[※]，但不管是哪種都會產生很大的副作用，能承受這種治療的人相當有限。

進化後的治療藥物與治療方法 ──「無干擾素」療法

2011年登場的「蛋白酶抑制劑」（protease inhibitor）能嵌入病毒蛋白質的構形（凹凸結構），不讓病毒順利運作，藉此遏止病毒合成。與各種藥物的併用療法也陸續登場，使可接受治療的患者大幅增加。

到了2015年，「索非布韋」（sofosbuvir）這種核酸類似物製劑在日本上市。索非布韋對第1型與第2型病毒都有效果，且無嚴重副作用，與其他藥物併用的限制也較少。

索非布韋與蛋白酶抑制劑「雷迪帕韋」（ledipasvir）的複合劑「夏奉寧®」（Harvoni®）在某項臨床試驗中，對第1型Ｃ型肝炎的171個病例都有成效，也就是能100％清除患者體內病毒（對第2型Ｃ型肝炎也有98％的成效）。

近年來，包括可縮短療程的「艾百樂®」（Maviret®）在內，各類型Ｃ型肝炎病毒治療藥物陸續登場。這麼看來，不使用干擾素製劑的「無干擾素療法」正逐漸成為主流。另外，病毒的清除比例，也從90年代的「數％」，到現在接近「100％」。

※2008年，「派樂能」由臺灣藥華醫藥公司發明。

干擾素製劑	使細胞製造出能夠抑制病毒蛋白質及RNA合成的酵素。
蛋白酶抑制劑	附著在病毒的蛋白質上，阻礙其運作。
核酸類似物製劑	使病毒在合成RNA時填入假鹼基，阻止其合成。

C型肝炎的主要治療藥物

選擇藥物時，除了須考慮病毒基因型之外，也須考慮病患年齡、與其他藥物的併用、病毒對藥物的抗性等。此外，病毒基因型的「第1型」可細分為1a、1b，「第2型」可細分為2a、2b。基因型不同的病毒，藥效也可能有所差異。

夏奉寧（Harvoni）®	核酸類似物索非布韋與蛋白酶抑制劑雷迪帕韋的複合劑（口服藥）。1日1錠，服用12週即可，副作用較弱，第1型、第2型皆適用。
艾百樂（Maviret）®	含兩種蛋白質抑制劑（glecaprevir與pibrentasvir）的複合製劑（口服藥）。臺灣於2018年8月納入健保給付，只需服用8～12週，第1～6型皆適用。

肝炎藥物 ②

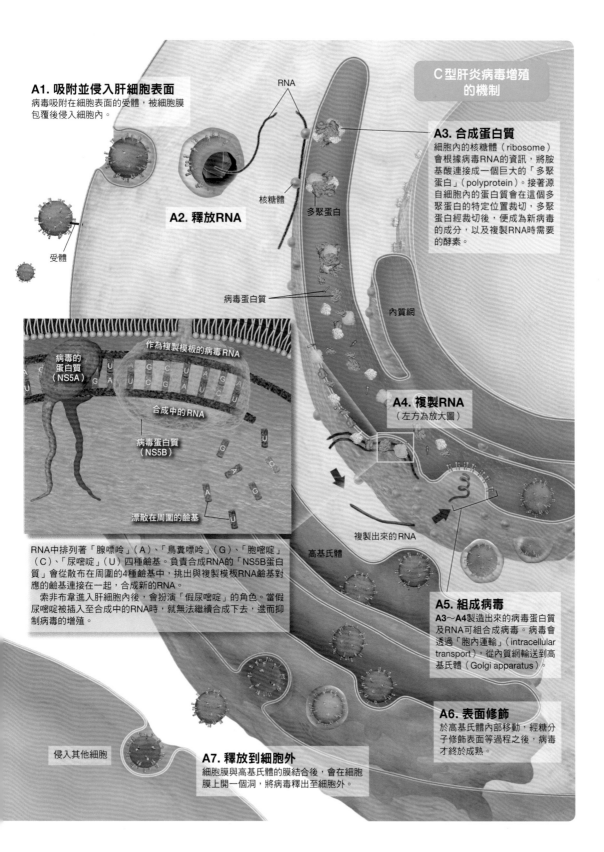

C型肝炎病毒增殖的機制

A1. 吸附並侵入肝細胞表面
病毒吸附在細胞表面的受體，被細胞膜包覆後侵入細胞內。

RNA

A2. 釋放RNA

核糖體

受體

A3. 合成蛋白質
細胞內的核糖體（ribosome）會根據病毒RNA的資訊，將胺基酸連接成一個巨大的「多聚蛋白」（polyprotein）。接著源自細胞內的蛋白質會在這個多聚蛋白的特定位置裁切，多聚蛋白經裁切後，便成為新病毒的成分，以及複製RNA時需要的酵素。

多聚蛋白

病毒蛋白質

內質網

病毒的蛋白質（NS5A）

作為複製模板的病毒RNA

合成中的RNA

病毒蛋白質（NS5B）

漂散在周圍的鹼基

A4. 複製RNA
（左方為放大圖）

複製出來的RNA

高基氏體

RNA中排列著「腺嘌呤」（A）、「鳥糞嘌呤」（G）、「胞嘧啶」（C）、「尿嘧啶」（U）四種鹼基。負責合成RNA的「NS5B蛋白質」會從散布在周圍的4種鹼基中，挑出與複製模板RNA鹼基對應的鹼基連接在一起，合成新的RNA。
　索非布韋進入肝細胞內後，會扮演「假尿嘧啶」的角色。當假尿嘧啶被插入至合成中的RNA時，就無法繼續合成下去，進而抑制病毒的增殖。

A5. 組成病毒
A3～A4製造出來的病毒蛋白質及RNA可組合成病毒。病毒會透過「胞內運輸」（intracellular transport），從內質網輸送到高基氏體（Golgi apparatus）。

A6. 表面修飾
於高基氏體內部移動，經糖分子修飾表面等過程之後，病毒才終於成熟。

侵入其他細胞

A7. 釋放到細胞外
細胞膜與高基氏體的膜結合後，會在細胞膜上開一個洞，將病毒釋出至細胞外。

補充激素的藥物，
抑制激素合成的藥物

如 果原本應該要保護身體的免疫系統失控，開始攻擊自身身體的話，就是所謂的自體免疫疾病。自體免疫疾病中，較廣為人知的疾病包括葛瑞夫茲氏病（Graves' disease）、橋本氏甲狀腺炎（Hashimoto's thyroiditis）等。

「葛瑞夫茲氏病」患者喉嚨前方的甲狀腺會被自己的抗體※刺激，分泌過量甲狀腺素（甲狀腺機能亢進症），使新陳代謝過度激烈，出現心悸、多汗、易疲勞、眼球凸起等症狀。

另一方面，「橋本氏甲狀腺炎」則是甲狀腺在抗體攻擊下的慢性發炎，也叫作慢性甲狀腺炎。症狀惡化到一定程度時，甲狀腺素分泌量減少（甲狀腺機能低下症），新陳代謝下降，病患出現覺得寒冷、沒有力氣、心跳變慢等症狀。

我們會使用「甲硫嗎唑」（商品名 Lica，利甲錠®）治療葛瑞夫茲氏病。甲硫嗎唑進入甲狀腺後，可抑制甲狀腺素的合成。橋本氏甲狀腺炎、甲狀腺機能低下症則會用「左旋甲狀腺素鈉」（例：商品名Eltroxin，昂特欣®）、「三碘甲狀腺胺酸鈉」（例：商品名Thyronamin，体樂納命®）等可補充甲狀腺素的藥物。

※：這種抗體會攻擊自身生成的物質，故也叫作「自體抗體」（autoantibody）。

抗甲狀腺劑

利甲錠（Lica）®

成分名：甲硫嗎唑（methimazole / thiamazole）
學名藥：無

藥物進入甲狀腺後，可抑制甲狀腺素的合成。副作用為造血組織可能出現異常，特別是白血球可能減少，須特別注意。

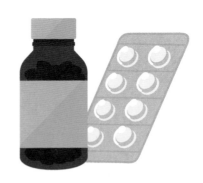

甲狀腺素製劑

昂特欣（Eltroxin）®

成分名：左旋甲狀腺素鈉（levothyroxine sodium）
學名藥：無

補充甲狀腺素（thyroxine：T4），促進新陳代謝時使用的藥物。可用於甲狀腺機能低下症（原發性或腦垂腺性）、甲狀腺腫、呆小症的病患。

体樂納命（Thyronamin）®

成分名：三碘甲狀腺胺酸鈉（liothyronine sodium）
學名藥：無

補充三碘甲狀腺素（triiodothyronine：T3）的藥物。很快就會發揮藥效，但藥效持續時間短，容易產生副作用，只在需要即效性的時候使用。

促進新陳代謝的甲狀腺

位於喉嚨前方的甲狀腺，可分泌促進身體新陳代謝的甲狀腺素、三碘甲狀腺素。身體合成這些激素時，會用食物中的碘作為原料。

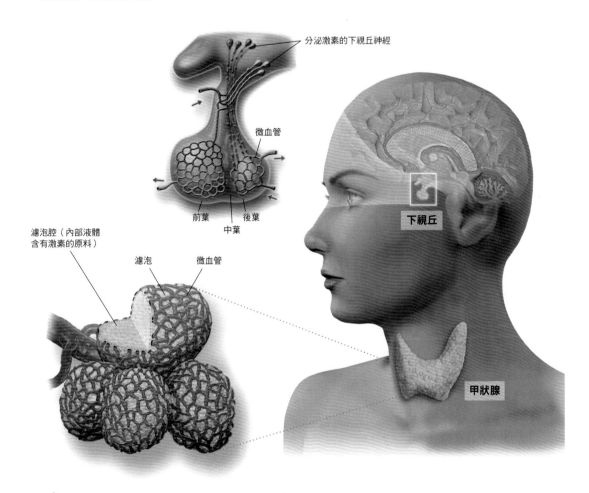

分泌激素的下視丘神經

微血管

前葉　後葉
中葉

濾泡腔（內部液體
含有激素的原料）

濾泡　　微血管

下視丘

甲狀腺

專欄 COLUMN　激素的功能

順著血液循環移動到特定器官並影響這些器官的物質，統稱為「激素」（hormone 又譯荷爾蒙）。體內除了甲狀腺之外，腦或胰臟也會分泌各式各樣的激素，維持體內環境的穩定。舉例來說，當我們感覺到壓力時，腦部下視丘的神經細胞就會釋出「促腎上腺皮質素釋放激素」（corticotrophin releasing hormone, CRH）至血液。CRH順著血液流到腦垂腺時，腦垂腺會釋出「促腎上腺皮質素」（adrenocorticotropic hormone, ACTH）至血液。循環全身的ACTH會刺激腎上腺皮質，使其釋出「糖皮質素」（glucocorticoid）。糖皮質素可作用在肝臟或免疫細胞上，提升血糖，免疫作用便會被抑制。

幫助排卵的「排卵藥」、幫助月經順利的「LEP劑」

女 性卵巢內的「濾泡」（包裹卵子的組織）會逐漸成熟。濾泡開始成熟時，會開始分泌「雌激素」（estrogen）。過兩週後，雌激素的量達到顛峰，腦垂腺就會開始釋放「促性腺激素釋放激素」[※]，使卵巢排出卵子至輸卵管（排卵）。

基本上女性每個月會排一次卵，由左右卵巢擇一排出。濾泡在排卵後會轉變成黃體，分泌維持懷孕狀態必要的「黃體素」（progestin）。如果排卵不順利的話，可使用「排卵藥」，譬如「可洛米分」（clomifene）可促進性腺激素的分泌，藉此誘發排卵。

另一方面，子宮內膜會在黃體素的作用下增厚，準備讓受精卵著床。若未能著床，則黃體會逐漸退化（黃體素也逐漸減少），子宮內膜便開始剝落，形成「月經」。

若月經開始時，出現強烈疼痛、頭痛、噁心等症狀（月經困難症），可透過鎮痛劑或「低劑量雌激素黃體製劑」（low-dose estrogen progestin, LEP）改善。

※：濾泡刺激素與黃體成長激素。

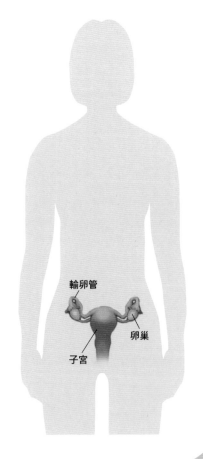

輸卵管

卵巢

子宮

排卵藥

快樂妊（Clomid）®

成分名：檸檬酸可洛米分
　　　　（clomifene citrate）
學名藥：無

作用於自律神經調節中樞的間腦，可促進「促性腺激素釋放激素」的分泌，誘發排卵。亦可用於排卵障礙造成的不孕。

LEP製劑（濾泡刺激素、黃體成長激素）

悅姿（YAZ）®

成分名：屈螺酮 & 乙炔雌二醇
　　　　drospirenone and ethinyl
　　　　estradiol
學名藥：無

作用於腦垂腺，可控制「促性腺激素釋放激素」的分泌，藉此抑制排卵，故可抑制子宮的收縮運動、緩和經痛等症狀。

1. 原始濾泡

＊以避孕為目的的「低劑量避孕藥」與LEP製劑類似，都是由雌激素與黃體素調配的藥物，不過與LEP相比，低劑量避孕藥的雌激素含量較少。

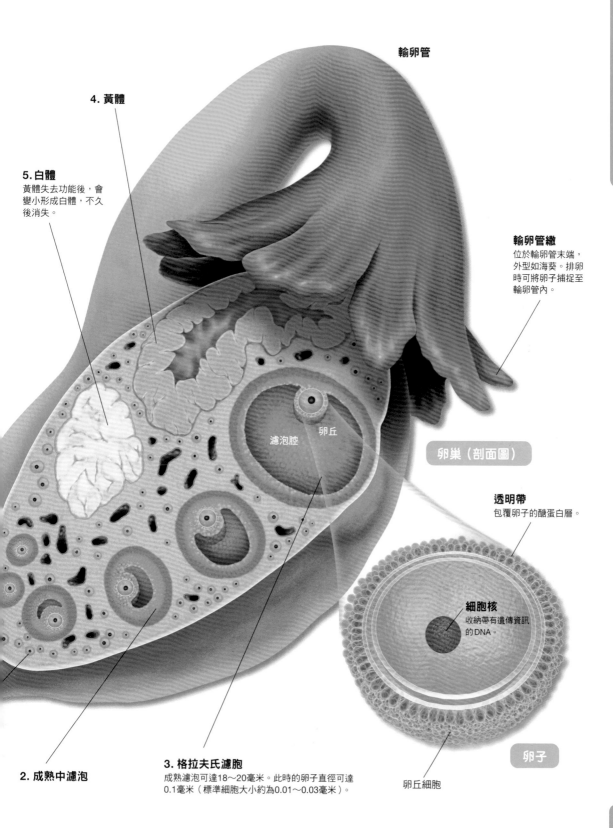

輸卵管

4. 黃體

5. 白體
黃體失去功能後，會變小形成白體，不久後消失。

輸卵管繖
位於輸卵管末端，外型如海葵。排卵時可將卵子捕捉至輸卵管內。

濾泡腔　卵丘

卵巢（剖面圖）

透明帶
包覆卵子的醣蛋白層。

細胞核
收納帶有遺傳資訊的DNA。

2. 成熟中濾泡

3. 格拉夫氏濾胞
成熟濾泡可達18～20毫米。此時的卵子直徑可達0.1毫米（標準細胞大小約為0.01～0.03毫米）。

卵子

卵丘細胞

順著血液在體內循環，與癌細胞戰鬥的「抗癌藥物」

當 體內細胞增加（細胞分裂）到超過身體必須的數量，且侵害到原先臟器的功能時，就是所謂的「癌症」。

治療癌症的目的，是清除體內的癌細胞。也就是說，只要動手術把附著在臟器上，偷取營養的癌細胞切除就可以了。但隨著癌症持續惡化，過度增殖的癌細胞會尋求新的寄居地點，於是會順著血液或淋巴液，移動到較遠的內臟（癌細胞轉移）。

當癌細胞開始在體內轉移時，外科手術或放射線治療就無效了。此時，就必須使用與癌細胞一樣，會順著血液流動至全身的武器，那就是「抗癌藥物」。

在細胞分裂時發動攻擊的「抗癌藥物」

全球第一個抗癌藥物是曾在第一次世界大戰中使用的芥子氣（mustard gas，yperite），科學家發現這種毒氣體可以消滅白血球。後來以芥子氣為基礎製造出來的「氮芥類物質」（nitrogen mustards），可用於治療淋巴球

（一種白血球）癌化的疾病 ——「惡性淋巴腫瘤」。

在這之後，科學家陸續發現了各種可以殺死癌細胞的化學物質，並想以這些物質作為抗癌藥物。不過，最多也只能看到這些物質在實驗室中殺死增殖的癌細胞，或者能縮小動物身上的腫瘤而已。長期以來，都不曉得這些物質如何殺死癌細胞。

隨著時間推移，科學家證實抗癌藥物會瞄準癌細胞分裂的時期做出攻擊，「手法」有很多種。舉例來說，「烷基化劑」（alkylating agents）可與帶有遺傳資訊的DNA分子結合，賦予其烷基結構。當一個癌細胞準備要分裂時，DNA會變成兩倍，分裂後的

新細胞則各保留一份DNA。若DNA被烷基化，那麼DNA被烷基化的地方會被切斷，使DNA產生重大傷害，造成癌細胞死亡。

抗癌藥物對這些細胞的影響比癌細胞大

抗癌藥物對頻繁分裂的細胞特別有效，這就是為什麼癌細胞會受到這些藥物的影響。不過正常的細胞中，也有部分細胞會頻繁分裂。譬如毛根細胞、腸胃黏膜、製造血液細胞的「骨髓」等。若這些細胞攝取到抗癌藥物，就會受到傷害，出現掉髮、腹瀉、白血球減少等副作用。

主要抗癌藥物的種類與作用方式（→）
除了右表介紹的藥物之外，能與DNA結合的「鉑」也能作為藥物，還有某些藥物會妨礙合成DNA之蛋白質的作用。

烷基化劑	與癌細胞DNA結合，為其加上「烷基」。如此一來，DNA增殖（細胞分裂）時就會裂解，使癌細胞死亡。
抗代謝藥	有效成分進入癌細胞內後，會轉變成與DNA或RNA之成分形狀類似的分子，阻礙「正常」DNA或RNA的形成，使癌細胞死亡。
抗腫瘤抗生素	與抗生素類似，以棲息在土壤中的微生物製造的化學物質製成的抗癌藥物。可切斷DNA、阻礙DNA或RNA合成、阻礙細胞分裂，進而阻止癌細胞增殖。
抗微管蛋白劑	細胞分裂時，「微管」（microtubule）須聚集成「紡錘體」結構。這種藥與微管蛋白（tubulin）結合，阻止紡錘體形成，進而抑制癌細胞增殖。

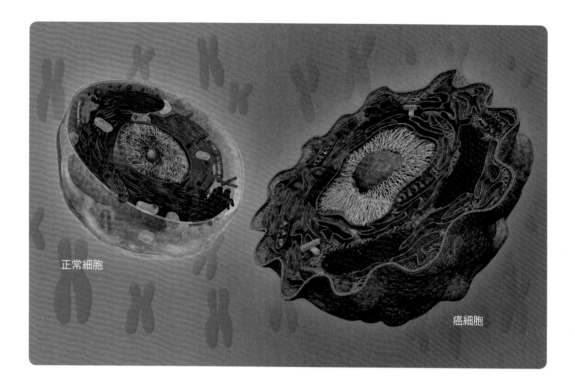

正常細胞

癌細胞

烷基化劑（氮芥類物質）

癌德星（Endoxan）®

成分名：環磷醯胺（cyclophosphamide）
學名藥：無

可用於各種癌症的治療，但由於作用較弱，大多會與其他抗癌藥物併用。日本從1962年起就已商品化，有很長的使用歷史。

抗腫瘤抗生素（蒽環類抗生素，anthracyclines）

Adriacin®

成分名：鹽酸阿黴素（doxorubicin hydrochloride）
學名藥：鹽酸阿黴素注射液等

最具代表性的抗癌藥物之一，可阻礙癌細胞DNA與RNA的合成。治療乳癌（手術前、後的化療）時，則須與其他抗癌藥物併用。

抗代謝藥（嘧啶拮抗劑，pyrimidine antagonist）

基羅塞（Cylocide）®

成分名：阿糖胞苷（cytarabine）
學名藥：cytarabine點滴靜脈注射液

可用於急性白血病（紅白血病、慢性骨髓性白血病的急性轉化期）、膀胱腫瘤，會產生噁心、嘔吐、食慾不振、白血球減少等副作用。

抗微管蛋白劑（長春花屬生物鹼，vinca alkaloids）

文克斯汀（Vincristine）®

成分名：硫酸長春花新鹼（vincristine sulfate）
學名藥：無

從植物「長春花」上萃取出特定成分後製成的藥物。副作用包括手腳麻痺、神經障礙、掉毛等。

以特定分子為目標的「分子標靶藥物」

進入21世紀後，微觀層次的癌症研究有了很大的進步。科學家在分子層次上，瞭解到正常細胞如何轉變成癌細胞、癌細胞有哪些特徵、癌細胞組織在什麼樣的環境下會逐漸壯大。知道這些後，科學家就能針對與癌細胞異常增殖相關的特定分子，設計出「分子標靶治療」（molecularly targeted therapy）

作為抗癌藥物。

各種分子標靶藥物

第一個以分子標靶藥物的身分登場的是於2001年獲認可的「甲磺酸伊馬替尼」（imatinib mesilate，商品名Glivec®基利克），可用於醫治「慢性骨髓性白血病」，病患骨髓內的「斷裂點簇集區」（breakpoint cluster region, BCR）與「艾貝爾遜」（Abelson, ABL）這兩種基因（DNA的一部分）接在一起，使細胞癌化。患者體內可分化成血液細胞的細胞，以及該細胞生成的白血球會異常增加。

「異常」的基因會製造出異常的「酪胺酸激酶」（tyrosine kinase），可再透過加上「ATP」

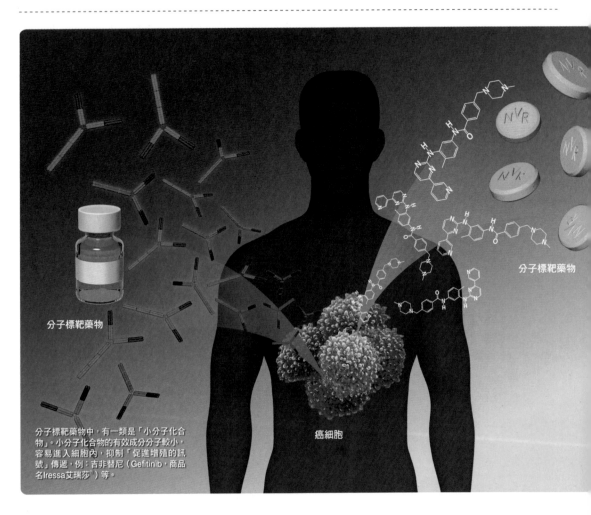

分子標靶藥物

分子標靶藥物

癌細胞

分子標靶藥物中，有一類是「小分子化合物」。小分子化合物的有效成分分子較小，容易進入細胞內，抑制「促進增殖的訊號」傳遞，例：吉非替尼（Gefitinib，商品名Iressa艾瑞莎）等。

（腺苷三磷酸）的方式，活化細胞分裂時扮演重要角色的酵素（蛋白質）。而甲磺酸伊馬替尼可取代ATP，讓酪胺酸激酶將甲磺酸伊馬替尼添加到蛋白質上，妨礙癌細胞繼續增殖。

「納武利尤單抗」（Nivolumab，商品名Opdivo保疾伏®）是「抗體醫藥品」的分子標靶藥物。癌細胞表面的「細胞程式死亡-配體1」（Programmed death-ligand 1，PD-L1）蛋白質可與T細胞（免疫細胞）表面的「細胞程式死亡受體-1」（Programmed cell death protein 1, PD-1）蛋白質結合，使癌細胞免受T細胞的攻擊。納武利尤單抗則可與PD-1結合，阻礙癌細胞的PD-L1與T細胞的PD-1結合，這麼一來，T細胞就會去攻擊癌細胞了。

對癌細胞進行「斷糧攻勢」

有些分子標靶藥物並不是直接對付癌細胞，而是以癌細胞周圍的環境為目標。癌細胞增殖的過程中，需要氧氣與養分，而這些都由血液供應。實際上，癌組織周圍的血管也會相當發達，當構成血管管壁的血管內皮細胞增生時，血管就會延長。如果血管內皮細胞與癌細胞釋出的「VEGF」（vascular endothelial growth factor，血管內皮成長因子）分子結合，血管便會延長。「貝伐珠單抗」（Bevacizumab，商品名Avastin癌思停®）可與VGEF結合，阻礙血管內皮細胞間的連接，進而抑制血管新生。

分子標靶藥物（抗體藥品）

賀癌平（Herceptin）®

成分名：曲妥珠單抗（trastuzumab）
學名藥：曲妥珠單抗BS點滴靜脈注射液等

與癌細胞的蛋白質「第2型人類上皮細胞生長因子受體」（human epidermal growth factor receptor 2, HER2）結合，抑制癌細胞的增殖，並可吸引T細胞攻擊這些癌細胞。可用於HER2過度反應的乳癌，或是不能透過切除癌細胞來治癒的進行中、復發的胃癌。

癌思停（Avastin）®

成分名：貝伐珠單抗（bevacizumab）（基因重組）
學名藥：無

與癌細胞的血管內皮成長因子結合，抑制癌細胞的增殖。常用於治療無法靠切除腫瘤治癒或復發的結腸癌與直腸癌、無法切除之表皮樣癌之外的非小細胞肺癌、不能手術切除或復發性乳癌、惡化中或復發性子宮頸癌、卵巢癌、惡性神經膠瘤（惡性腦瘤）。

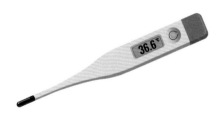

（←）分子標靶藥物

分子標靶藥物常有掉毛髮、嘔吐、白血球減少等副作用（分子標靶藥物的目標分子通常存在於正常細胞中，所以副作用會與過去使用的抗癌藥物不同）。

開發分子標靶藥物時，會先從欲治療之癌症所擁有的特殊基因中，選擇藥物標的。接著試著尋找能與這個基因製造出來的蛋白質結合的分子化合物（先導化合物，lead compound）。選擇先導化合物時，會考慮到該化合物與目標分子的結合狀態、合成的容易程度、商品化的費用等。再來才慢慢改變先導化合物的結構，逐漸接近目標（參考Part 5）。

專欄 COLUMN　分子標靶藥物不容易產生「交叉耐藥性」

分子標靶藥物較不容易與抗癌藥物產生「交叉耐藥性」（cross resistance）。意指當一種抗癌藥物失效後，其他的抗癌藥物也會跟著失效的現象。

過去我們使用的每一種抗癌藥物（不論是哪種藥物），都是攻擊合成DNA或修復DNA的分子。因此，即使改用另一種藥物，如果作用機制（發揮藥效的機制）相似，仍會因為有耐藥性而無法發揮藥效。分子標靶藥物與過去的抗癌藥物攻擊的分子完全不同（每種藥物都不一樣），所以不容易產生交叉耐藥性。

阿茲海默症的藥物
僅能緩和症狀惡化

「失智症」指的是後天性腦部損傷造成認知功能障礙，使生活出現問題的狀態。日本厚生勞動省依照一項在福岡縣久山町的調查結果，推估日本在2025年時，會約有700萬名失智症病患[※]。

失智症可以分成部分腦部萎縮的「阿茲海默症」（Alzheimer's disease）、幻視或妄想情況特別嚴重的「路易氏體失智症」（Lewy body dementia）、因腦中風造成的「血管型失智症」（vascular dementia）。失智症病患中，約有五成是源自阿茲海默症，而一般認為阿茲海默症的病因是腦部堆積了太多「類澱粉蛋白β」

（amyloid β）或「tau蛋白」（tau protein）等異常蛋白質。隨著症狀的惡化，腦的神經細胞會陸續壞死，而累積並整理記憶的「海馬迴」（hippocampus）也會開始萎縮。這會讓病患開始產生記憶障礙與生活常識障礙（分不清楚時間、地點，也無法正確識別每個人的臉）等症狀。

目前並沒有能防止腦部神經細胞（神經元）死亡或使其再生的治療藥物。因此，治療阿茲海默症病患時，只能用藥物延緩症狀惡化，或者調整神經平衡，活化腦部運作。

※臺灣失智症協會推估，2031年臺灣失智人口近46萬人。

乙醯膽鹼酯酶（acetylcholinesterase）抑制劑

愛憶欣（Aricept）®

成分名：多奈派齊鹽酸鹽（donepezil hydrochloride）
學名藥：多奈派齊鹽酸鹽錠等

最早問世的失智症藥物。腦內細胞的乙醯膽鹼酯酶可分解腦內神經傳導物之一「乙醯膽鹼」（acetylcholine）。而愛憶欣可透過抑制乙醯膽鹼酯酶，阻止乙醯膽鹼因被分解而減少，故可延緩阿茲海默症、路易氏體失智症的症狀惡化。

NMDA受體拮抗劑

美憶（Memary）®

成分名：鹽酸美金剛胺（memantine hydrochloride）
學名藥：memantine hydrochloride錠等

引起阿茲海默型失智症的原因之一，是腦內細胞受異常蛋白質的影響，過量分泌與記憶有關的腦內麩胺酸（glutamic acid，腦內神經傳導物）、過度活化了腦內神經元的「N-甲基-D-天門冬胺酸受體」（N-methyl-D-aspartate, NMDA receptor）。美憶可阻礙NMDA受體的作用，延緩阿茲海默症的惡化。

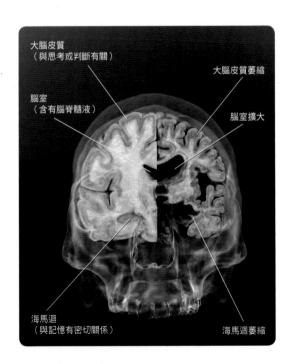

大腦皮質（與思考或判斷有關）
大腦皮質萎縮
腦室（含有腦脊髓液）
腦室擴大
海馬迴（與記憶有密切關係）
海馬迴萎縮

腦部萎縮的阿茲海默症病患（↑）
正常成人腦部（左）約為1400克，阿茲海默症病患在發病約10年之後，腦部只剩下800～900克（右）。

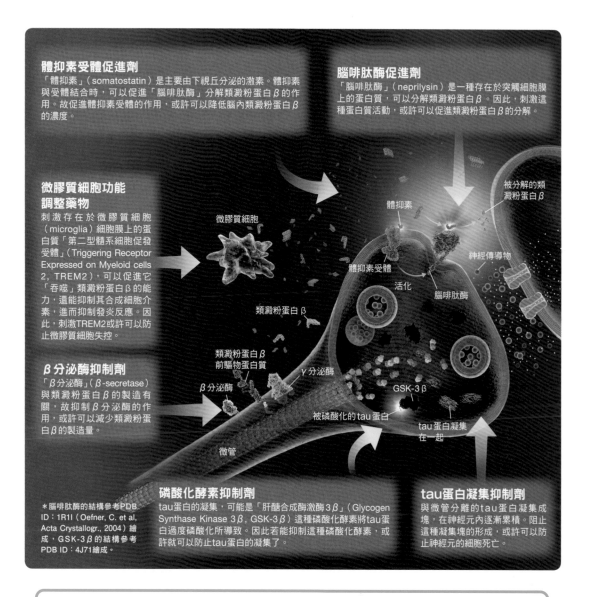

體抑素受體促進劑

「體抑素」（somatostatin）是主要由下視丘分泌的激素。體抑素與受體結合時，可以促進「腦啡肽酶」分解類澱粉蛋白β的作用。故促進體抑素受體的作用，或許可以降低腦內類澱粉蛋白β的濃度。

腦啡肽酶促進劑

「腦啡肽酶」（neprilysin）是一種存在於突觸細胞膜上的蛋白質，可以分解類澱粉蛋白β。因此，刺激這種蛋白質活動，或許可以促進類澱粉蛋白β的分解。

微膠質細胞功能調整藥物

刺激存在於微膠質細胞（microglia）細胞膜上的蛋白質「第二型髓系細胞促發受體」（Triggering Receptor Expressed on Myeloid cells 2，TREM2），可以促進它「吞噬」類澱粉蛋白β的能力，還能抑制其合成細胞介素，進而抑制發炎反應。因此，刺激TREM2或許可以防止微膠質細胞失控。

β分泌酶抑制劑

「β分泌酶」（β-secretase）與類澱粉蛋白β的製造有關，故抑制β分泌酶的作用，或許可以減少類澱粉蛋白β的製造量。

微膠質細胞

類澱粉蛋白β

類澱粉蛋白β前驅物蛋白質

β分泌酶

微管

體抑素

體抑素受體

活化

γ分泌酶

被磷酸化的tau蛋白

GSK-3β

被分解的類澱粉蛋白β

神經傳導物

腦啡肽酶

tau蛋白凝集在一起

＊腦啡肽酶的結構參考PDB ID：1R1l（Oefner, C. et al, Acta Crystallogr., 2004）繪成，GSK-3β的結構參考PDB ID：4J71繪成。

磷酸化酵素抑制劑

tau蛋白的凝集，可能是「肝醣合成酶激酶3β」（Glycogen Synthase Kinase 3β，GSK-3β）這種磷酸化酵素將tau蛋白過度磷酸化所導致。因此若能抑制這種磷酸化酵素，或許就可以防止tau蛋白的凝集了。

tau蛋白凝集抑制劑

與微管分離的tau蛋白凝集成塊，在神經元內逐漸累積。阻止這種凝集塊的形成，或許可以防止神經元的細胞死亡。

阿茲海默症的新藥開發

2021年6月，新藥「阿杜卡努單抗」（aducanumab，商品名AduhelmTM）在有條件下，於美國核准製造、販售（日本於2020年12月接受申請，臺灣於2023年時尚未開放）。阿杜卡努單抗可減少腦內類澱粉蛋白β，或許有助於早期阿茲海默症的治療。

另一方面，現在有許多正在開發的新藥，希望能從根本治好阿茲海默症，像是防止類澱粉蛋白β的堆積、防止tau蛋白的凝集、抑制發炎反應，從多個面向阻止神經元細胞因阿茲海默症而死亡，不過開發中止（或者難以持續下去）的藥物也不在少數。

＊漢方藥「抑肝散」也可能有助於阿茲海默症的治療。

基於單胺假說而開發出來的「抗憂鬱藥物」

現代社會中，因壓力引發的「憂鬱症」讓不少人感到困擾。事實上，憂鬱症的詳細機制至今尚未明瞭，而治療藥物（抗憂鬱藥物）全都是基於「單胺假說」（monoamine hypothesis）所開發出來的。

1950年代，病患服下結核治療藥物「異菸鹼異丙醯肼」（iproniazid）後，突然變得相當開朗、食慾增加、活力滿滿。異菸鹼異丙

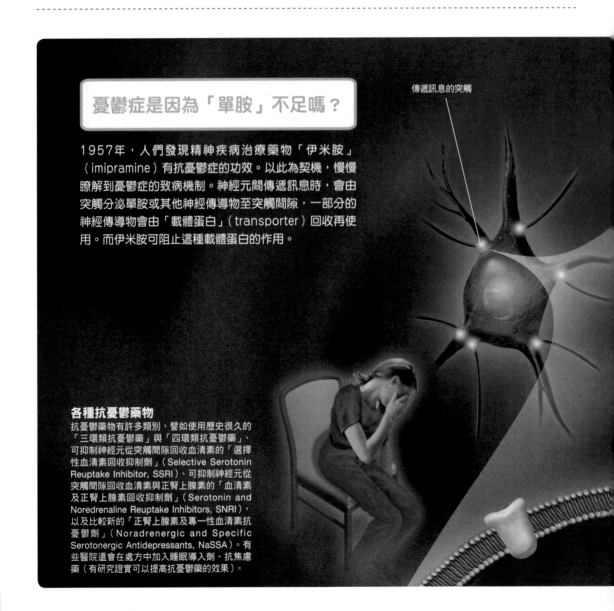

傳遞訊息的突觸

憂鬱症是因為「單胺」不足嗎？

1957年，人們發現精神疾病治療藥物「伊米胺」（imipramine）有抗憂鬱症的功效。以此為契機，慢慢瞭解到憂鬱症的致病機制。神經元間傳遞訊息時，會由突觸分泌單胺或其他神經傳導物至突觸間隙，一部分的神經傳導物會由「載體蛋白」（transporter）回收再使用。而伊米胺可阻止這種載體蛋白的作用。

各種抗憂鬱藥物
抗憂鬱藥物有許多類別，譬如使用歷史很久的「三環類抗憂鬱藥」與「四環類抗憂鬱藥」、可抑制神經元從突觸間隙回收血清素的「選擇性血清素回收抑制劑」（Selective Serotonin Reuptake Inhibitor, SSRI）、可抑制神經元從突觸間隙回收血清素與正腎上腺素的「血清素及正腎上腺素回收抑制劑」（Serotonin and Noredrenaline Reuptake Inhibitors, SNRI），以及比較新的「正腎上腺素及專一性血清素抗憂鬱劑」（Noradrenergic and Specific Serotonergic Antidepressants, NaSSA）。有些醫院還會在處方中加入睡眠導入劑、抗焦慮藥（有研究證實可以提高抗憂鬱藥的效果）。

醯肼可作用在「單胺」這種腦內神經傳導物[※]的代謝酵素「單胺氧化酶」（monoamine oxidase，MAO）上，阻止其代謝掉單胺類神經傳導物。

另一方面，醫療人員也注意到投予高血壓藥物「利血平」（reserpine）後，病患會出現憂鬱狀態。利血平會減少特定單胺（正腎上腺素，norepinephrine）的量，所以才有這種效果。

由以上結果認為，若能解除單胺不足的狀態，應該就能改善心情。而憂鬱狀態是因為腦內處於單胺不足的狀態，這樣的單胺假說便於1960年代登場。單胺假說認為，若能抑制突觸間隙的單胺回收或單胺分解，或許就可以治療憂鬱症了。

※：主要會影響心情。血清素（serotonin）、多巴胺（dopamine）、正腎上腺素皆屬於這類物質。

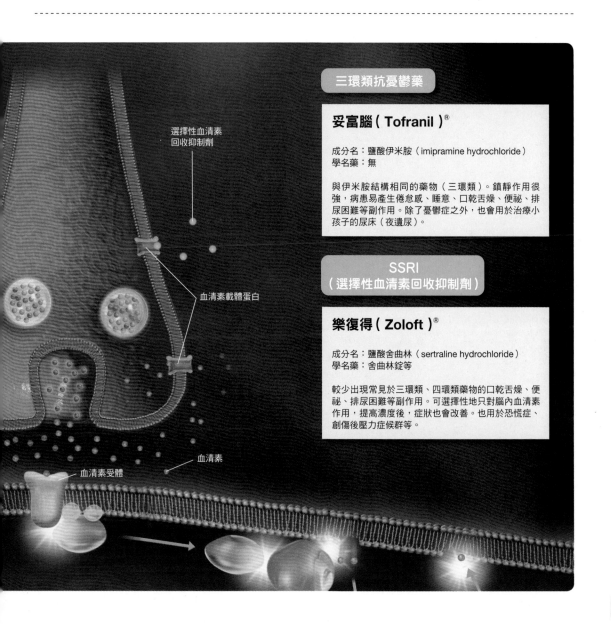

選擇性血清素回收抑制劑

血清素載體蛋白

血清素

血清素受體

三環類抗憂鬱藥

妥富腦（Tofranil）®

成分名：鹽酸伊米胺（imipramine hydrochloride）
學名藥：無

與伊米胺結構相同的藥物（三環類）。鎮靜作用很強，病患易產生倦怠感、睡意、口乾舌燥、便祕、排尿困難等副作用。除了憂鬱症之外，也會用於治療小孩子的尿床（夜遺尿）。

SSRI
（選擇性血清素回收抑制劑）

樂復得（Zoloft）®

成分名：鹽酸舍曲林（sertraline hydrochloride）
學名藥：舍曲林錠等

較少出現常見於三環類、四環類藥物的口乾舌燥、便祕、排尿困難等副作用。可選擇性地只對腦內血清素作用，提高濃度後，症狀也會改善。也用於恐慌症、創傷後壓力症候群等。

促進睡眠的「安眠藥」

若病患持續處於失眠狀態，可服用「安眠藥」，也稱為「睡眠導入劑」。安眠藥大致上可分為「對腦的作用強烈，使人迅速入眠」與「自然緩慢地提升睡意」兩大類。

前者譬如「苯二氮平（benzodiazepine，BZD）類安眠藥」，這種藥物的有效成分含有「苯二氮平結構」，可以刺激腦內「苯二氮平受體」，進而促使進神經傳導物「γ-胺基丁酸」（gamma-aminobutyric acid, GABA）的催眠、鎮靜作用。

苯二氮平類安眠藥的藥效很好，安全性也高，但起床後藥效仍會持續，可能會造成日常生活的障礙，譬如肌肉難以施力，易跌倒、步履蹣跚等副作用[※]。

另一方面，能自然緩慢提升睡意的安眠藥，近年成了主流，包括「褪黑素受體促進劑」與「食慾素受體拮抗劑」。後者於2014年發售，可作用在腦中與清醒有關的「食慾素受體」上，抑制食慾素（orexin）這種神經傳導物的作用，使人變得想睡。

另外，醫生須參考病患的失眠類型、健康狀態、生活情形等，開立適當的安眠藥處方。

※：改良後的「非苯二氮平類安眠藥」則比較不會有這些副作用。

巴比妥酸類

可作用在腦的大腦皮質或腦幹，改善睡眠障礙。在20世紀前半（苯二氮平類安眠藥尚未問世前）是常用藥物。譬如「巴比妥」（barbital，商品名Veronal佛羅拿®）曾在芥川龍之介的小說《齒輪》中登場。副作用很大，服用過多可能致死，也容易產生依賴性、耐藥性，目前幾乎已經不使用。

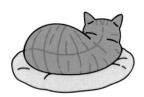

苯二氮平受體促進劑

苯二氮平類安眠藥於1960年代開始販售，與非苯二氮平受體促進劑一同廣為使用。依照藥效持續時間長度，可分為「超短效型」、「短效型」、「中間型」、「長效型」等四種。

例：三唑他（triazolam，商品名Halcion酣樂欣®）、伯替唑他（brotizolam，商品名Lendormin戀多眠®）、氟硝西泮（flunitrazepam，商品名Silece悠然®）、夸西泮（quazepam，商品名Doral夸妥眠®）等

非苯二氮平受體促進劑

有效成分不含苯二氮平結構（不過作用機制與苯二氮平類藥物相同）。與苯二氮平類藥物相比，肌肉鬆弛的副作用較少。臺灣目前有3種這類藥物，皆屬於超短效型。因為藥物名稱中有「Z」，所以也被稱作「Z-drug」。

例：佐沛眠（zolpidem，商品名Stilnox使蒂諾斯®）、唑匹可隆（zopiclone，商品名Imovane宜眠安®）、札來普隆（zaleplon，商品名Onsleep入眠順®）

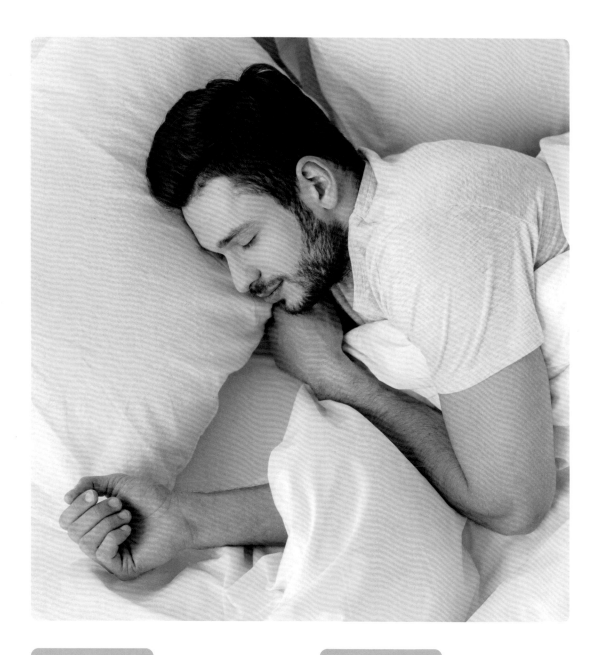

褪黑素受體促進劑

「褪黑素」（melatonin）是腦的松果體所製造的激素，與生理時鐘及誘發睡眠有關。褪黑素受體促進劑與褪黑素的功能相同，可調節生理時鐘，改善失眠、睡眠規律等。藥效比苯二氮平受體促進劑還要弱，但依賴性與副作用較少。

例：褪黑素（Melatobel®）、雷美替胺（ramelteon，商品名Rozerem柔速瑞®）

食慾素受體拮抗劑

妨礙食慾素與它的受體結合，藉此引發睡眠。與腦部清醒有關的食慾素受體有「1」與「2」兩種，蘇沃雷生（suvorexant）作用在前者上，萊博雷生（lemborexant）作用在後者上。另外，服用食慾素受體拮抗劑後，快速動眼期會增加，使個體容易作夢。

例：suvorexant（Belsomra®）、lemborexant（商品名Dayvigo達衛眠®）

消除患者「不安」與疼痛的「麻醉藥」

手術時，為了緩和病患對疼痛的反應與緊張感，會使用「麻醉藥」。依照臺灣常使用的麻醉方法，若對手、腳等須開刀的身體部位施予麻醉，稱作「局部麻醉」；對全身施予麻醉，使病患失去意識，則稱作「全身麻醉」。全身麻醉中，如果是透過吸入藥物麻醉腦部，稱作「吸入麻醉」；如果是透過點滴投藥，則稱作「靜脈麻醉」。

第一個在外科手術中為病患麻醉（吸入麻醉）的是美國醫師朗（Crawford Long，

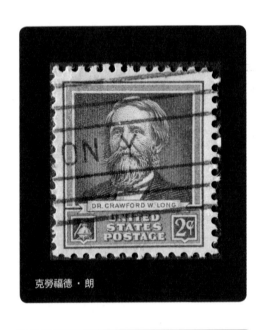

克勞福德・朗

曾挑戰過麻醉的醫師們

除了朗之外，還有數名醫師曾試著要在手術中麻醉病患。美國牙醫威爾士（Horace Wells，1815～1848）在1845年用一氧化二氮公開進行麻醉手術（拔牙）。但麻醉程度太淺，病患大聲喊叫，實驗最後以失敗告終。隔年，牙醫莫頓（William Morton，1819～1868）將乙醚應用在公開的麻醉外科手術上，並成功完成手術，執刀者為外科醫生沃倫（John Warren）。

漢弗里・戴維（↓）

第一個發現一氧化二氮有麻醉作用的人是英國學者戴維（Humphry Davy，1778～1829）。戴維用伏打電堆（voltaic pile）電解水，發現了鉀、鈉、鈣、鋇、鍶、鎂等六個元素。

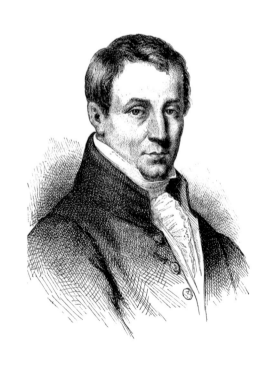

1815～1878）。有天，朗的朋友拜託他：「我想舉辦一個『笑氣派對』，能不能弄一點一氧化二氮給我？」一氧化二氮是種擁有微弱香氣的無色氣體，吸入後會有目眩、酒醉般的感覺，並失去自制力，接受到小小的刺激就會大哭大笑。朗後來合成了與一氧化二氮效果相同的乙醚（二乙醚：$(C_2H_5)_2O$）給朋友。

朗自己也參加了派對，他發現在派對上即使大鬧一番受了傷，也幾乎感覺不到疼痛。於是朗決定要把乙醚應用在外科手術上。朗在1842年完成了第一場用乙醚為病患麻醉的手術。

*抗心律不整藥物「利多卡因」常用作局部麻醉藥（參見第132頁）。

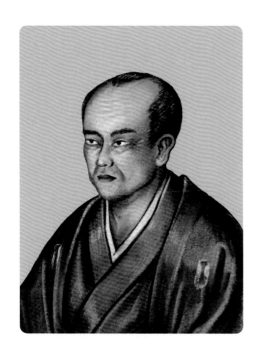

華岡青洲（↑）

另一方面，日本醫師華岡青洲在朗與威爾士使用乙醚的約40年前（1804年），就已使用「通仙散」（據華陀的麻沸散研發而成）麻醉病患全身，成功完成乳癌切除手術。與青洲同一個年代的醫生還有杉田玄白等人。

通仙散

以曼陀羅花（*Datura metel*）為主成分，由附子、白芷、當歸、川芎、天南星等生藥構成。水煎後服用，便能發揮藥效（下方為曼陀羅花的照片）。

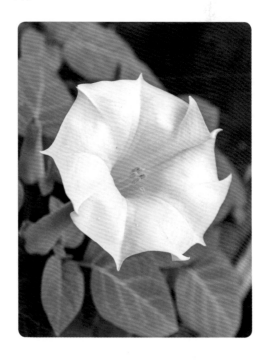

促進生髮的「米諾地爾」、抑制掉髮的「芬那雄胺」

「**禿**」頭」不只是生存在現代的我們才有的煩惱。在西元前的古希臘時代，就有人嘗試用鴿糞塗抹在頭上，希望能解決禿頭問題。

　　頭髮的生長過程為週期性循環，包含毛髮生長的「成長期」，停止生長的「衰退期」，以及毛髮掉落的「停止期」。一次「毛髮週期」也就是一根頭髮的壽命約為2～6年，其中約有90%為成長期。而且，成長期會隨著年紀的增加而越來越短。

　　「脫毛症」會讓毛髮無法正常生長，是引起禿頭的原因。其中又以主因為二氫睪固酮過量的「雄性禿」（androgenetic alopecia，AGA）病例占壓倒性多數。AGA會讓毛髮的週期出現異常，極度壓縮成長期，使停留在衰退期的毛囊大幅增加。這會讓毛髮無法充分成長，變得又細又短。

阻止AGA惡化！

　　治療AGA的第一選項，是使用米諾地爾（minoxidil）與芬那雄胺（finasteride）等藥物。「米諾地爾」是直接塗在頭皮的外用藥，可直接作用在控制毛髮週期的毛囊乳頭細胞上，使其分泌能促進毛基質細胞分裂的物質。另一方面，「芬那雄胺」是口服內用藥，其有效成分可抑制「5α-還原酶」（5-alpha reductase）的作用，進而抑制毛髮週期紊亂（參考右頁上圖）。

　　不過，這些藥都只能延緩AGA惡化，並不能改善發病原因。因此，若想繼續維持效果，就必須一直使用這些藥物。

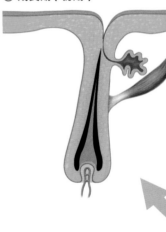

① 成長期（初期）

掉髮

米諾地爾外用藥

落建（Rogaine）®

米諾地爾原本是高血壓治療藥物「洛寧錠」（Loniten®）的有效成分之一，不過洛寧錠有讓患者毛髮增長的副作用，於是藥廠以此開發出了生髮劑「落建」（Rogaine®）。

AGA 治療藥物

柔沛（Propecia）®

成分名：芬那雄胺
學名藥：芬那雄胺錠等

抑制掉髮的藥物，對早期的雄性禿很有效。對女性的禿頭則沒什麼效果（對懷孕中的男性胎兒可能有不良影響，所以不會開立這個處方給女性病患）。

＊柔沛屬於自費藥品，健保不給付

毛髮週期（↑）

我們身體不同部位的毛髮，長度與粗細也不一樣，不過生長機制基本上是一樣的。影響毛髮性質差異的一個重要原因，就是毛髮週期的長度。成長期越長，毛髮越粗越長（硬毛）；成長期越短，毛髮越細越短（軟毛）。舉例來說，手臂上的細毛成長期約2～3週，眉毛與睫毛則約1～2個月。

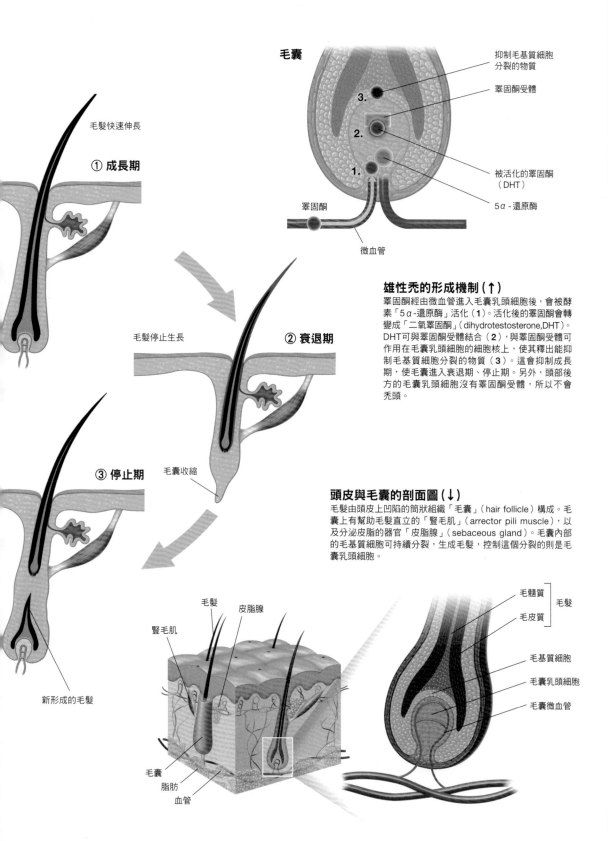

毛囊

抑制毛基質細胞
分裂的物質

睪固酮受體

3.

2.

1.

被活化的睪固酮
（DHT）

睪固酮

5α-還原酶

微血管

毛髮快速伸長

① 成長期

毛髮停止生長

② 衰退期

毛囊收縮

③ 停止期

新形成的毛髮

雄性禿的形成機制（↑）

睪固酮經由微血管進入毛囊乳頭細胞後，會被酵
素「5α-還原酶」活化（1）。活化後的睪固酮會轉
變成「二氧睪固酮」（dihydrotestosterone,DHT）。
DHT可與睪固酮受體結合（2），與睪固酮受體可
作用在毛囊乳頭細胞的細胞核上，使其釋出能抑
制毛基質細胞分裂的物質（3）。這會抑制成長
期，使毛囊進入衰退期、停止期。另外，頭部後
方的毛囊乳頭細胞沒有睪固酮受體，所以不會
禿頭。

頭皮與毛囊的剖面圖（↓）

毛髮由頭皮上凹陷的筒狀組織「毛囊」（hair follicle）構成。毛
囊上有幫助毛髮直立的「豎毛肌」（arrector pili muscle），以
及分泌皮脂的器官「皮脂腺」（sebaceous gland）。毛囊內部
的毛基質細胞可持續分裂，生成毛髮，控制這個分裂的則是毛
囊乳頭細胞。

毛髮 皮脂腺

豎毛肌

毛囊
脂肪
血管

毛髓質
毛皮質
毛髮

毛基質細胞

毛囊乳頭細胞

毛囊微血管

抗肥胖藥物（減肥藥）

抑制食慾、脂肪吸收，以改善或防止肥胖的「抗肥胖藥物」

「肥胖」指的是體內累積了過剩脂肪的狀態，以「身體質量指數」（body mass index, BMI）為指標。BMI為「體重（公斤）÷身高（公尺）^{2}」，計算相當簡單。依照衛福部國民健康署的標準，若BMI小於18.5，屬於「過輕」；在18.5到24之間，屬於「普通體重」；大於24，則屬於「肥胖」。肥胖越是嚴重，BMI就越大。統計資料顯示，若BMI大於25，誘發糖尿病、高血壓、高血脂的機率會是2倍。

除了漢方藥之外，目前臺灣衛生署核准上市的減肥藥僅羅氏鮮（Xenical）®、諾美婷（Reductil）®2種。其他國家開發出了許多抗肥胖藥物，不過這些藥物都是透過抑制食慾、妨礙脂肪吸收等方式讓服用者「間接減肥」。目前仍未出現可以直接燃燒脂肪，從根本上消除肥胖的藥物。

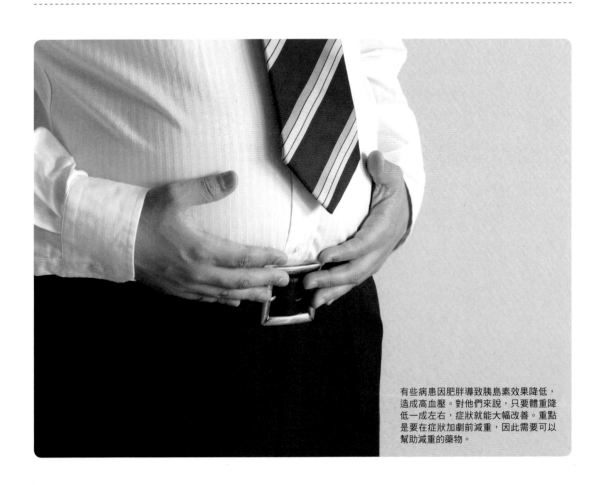

有些病患因肥胖導致胰島素效果降低，造成高血壓。對他們來說，只要體重降低一成左右，症狀就能大幅改善。重點是要在症狀加劇前減重，因此需要可以幫助減重的藥物。

貯藏脂肪的「白色脂肪細胞」

「白色脂肪細胞」（white adipose cell）是體內囤積脂肪的細胞，可以說是脂肪的貯藏庫。「脂滴」（lipid droplets）占了白色脂肪細胞內大部分的體積。個體變胖時，這個脂滴也會跟著變大，使白色脂肪細胞膨脹到極限。

在肥胖的早期階段，白色脂肪細胞會越來越大，以囤積更多脂肪。如果變得太胖，那麼細胞的數量也會自己增加。一般成人約有250～300億個白色脂肪細胞，肥胖者則有600億個左右。

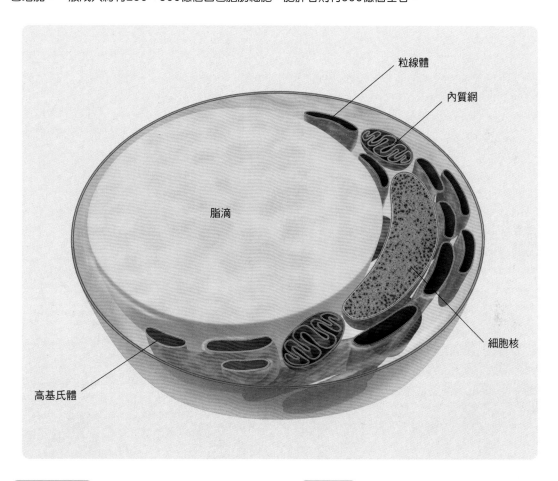

粒線體

內質網

脂滴

細胞核

高基氏體

抗肥胖藥物

羅氏鮮（Xenical）®

成分名：奧利司他（Orlistat）
學名藥：無

奧利司他可抑制胃腸道消化脂肪所需的酶，而減少胃腸道對脂肪的吸收。副作用主要因大量未吸收的脂肪到達大腸而產生稀便、油便、大便失禁等。

漢方藥

防風通聖散

適用於有皮下脂肪過多、便祕、肩頸僵硬、尿量減少等問題的人。研究證實防風通聖散可幫助「肥胖症」（伴有其他因肥胖而造成的疾病）患者分解燃燒脂肪、抑制脂肪吸收、使脂肪隨糞便排出。

僅由一種蛋白質引起的「藥物依賴症」

人類與動物在慾望獲得滿足，或是慾望很有機會被滿足時，腦中「獎賞系統」（reward system）的神經迴路會被活化，產生快感。這個快感會成為刺激，使個體為了獲得更多快感而採取相同行動。

若多巴胺受體減少，則額葉的工作效率也會惡化

以古柯鹼或大麻等藥物為例，這些藥物的化學結構可直接刺激腦部獎賞系統，促使個體攝取更多藥物。「多巴胺」（dopamine）是腦內負責傳遞訊號的一種神經傳導物，而前述藥物的藥效，與多巴胺的受體「多巴胺D2受體」有關。若多巴胺D2受體減少，便會促使個體攝取更多藥物。

一般來說，濫用藥物的人，腦的邊緣系統（limbic system，包含杏仁核、海馬迴、下視丘等區域）會出現特定的功能障礙。另一方面，美國國立藥物濫用研究所的沃爾科（Nora Volkow，1956～）等人的研究也指出，多種藥物的濫用會嚴重損害額葉的功能。

這些功能損害源自多巴胺D2受體的減少。而這種受體減少得越多，額葉的功能就越是惡化。也就是說，多巴胺D2受體可調節額葉的功能。

位在額葉的「前額葉皮質」（prefrontal cortex）與抑制衝動行為直接相關。前額葉皮質功能降低時，就無法產生「不能做這件事」的想法。這就是藥物依賴症產生的原因。

掌管價值大小變化的「眼窩額葉皮質」

除了前額葉皮質之外，在個體出現藥物依賴情況時，還有其他腦部區域會出現功能障礙，譬如位於前額葉皮質下方、兩眼上方的「眼窩額葉皮質」（orbitofrontal cortex）區域。

眼窩額葉皮質的功能對生存至關重要。舉例來說，假設你現在非常口乾舌燥，迅速喝完了1公升的水。之後，即使把一杯水放到你眼前，你大概也不會想要喝吧。對口乾舌燥的你來說，這杯水很有價值；但在喝過1公升的水之後，這杯水就沒有價值了。掌管這種價值大小變化的就是眼窩額葉皮質。

由沃爾科博士的研究得知，這個區域的功能障礙也與多巴胺D2受體的減少有關。若眼窩額葉皮質出現功能障礙，那麼個體不管喝了1公升還是2公升的水，都會繼續喝下去。也就是

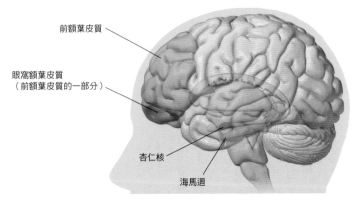

腦部功能障礙會造成個體對藥物的依賴

前額葉皮質

眼窩額葉皮質
（前額葉皮質的一部分）

杏仁核

海馬迴

人們很早就知道濫用藥物會造成杏仁核、海馬迴等區域的功能出現障礙。沃爾科博士等人發現藥物依賴症病患的前額葉皮質、眼窩額葉皮質的功能也會出現障礙。此外，他們也發現前額葉皮質與眼窩額葉皮質的功能障礙源自多巴胺D2受體的減少。

說，個體無法改變行為模式，只會不停地喝水。

這可以說明藥物依賴症患者的某些行為。部分依賴症病患只是單純停不下來而已，繼續攝取藥物並無法為他們帶來快樂，就和一直喝水的人一樣。

其他精神疾病或強迫症也會有類似行為。譬如洗了好幾次手還是一再洗手的人，即使知道自己的手已經很乾淨了，還是沒辦法停下來（這也有可能是眼窩額葉皮質的功能障礙造成的行為）。

綜上所述，藥物依賴症患者可能只是因為多巴胺D2受體這種蛋白質的減少，就讓前額葉皮質與眼窩額葉皮質失去正常功能，進而產生依賴行為。

藥物依賴症有治療的方法嗎？

尼古丁、海洛因，以及某些易成癮毒品之依賴症的治療中，「藥物介入療法」是一種極其有效的方法。不過，古柯鹼、安非他命、大麻就不存在有效的藥物介入療法。目前醫學界正在開發多種「認知行為療法」（cognitive behavioral therapy），屬於心理療法之一，會從病患的想法或行為模式下手，不過也可能對某些病患無效。

無論如何，若腦曾「受損」，不管是哪種藥物都無法使其恢復原本的狀態。這就是藥物依賴症真正的恐怖之處。

＊本節改寫自日本《Newton月刊》（2014年2月號）中，與沃爾科博士的訪談紀錄（使用當時的頭銜）。

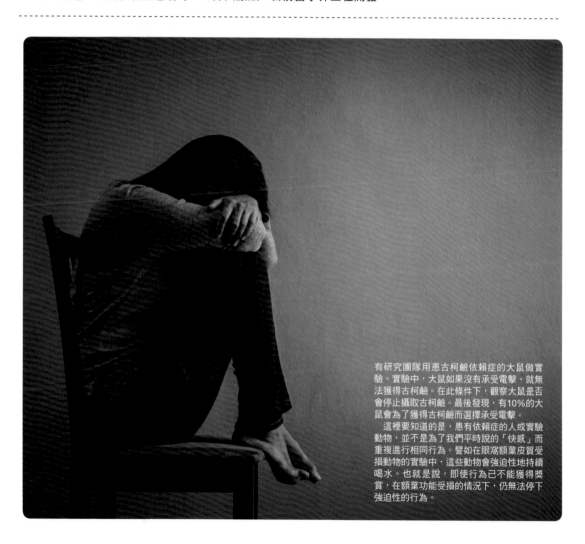

有研究團隊用患古柯鹼依賴症的大鼠做實驗。實驗中，大鼠如果沒有承受電擊，就無法獲得古柯鹼。在此條件下，觀察大鼠是否會停止攝取古柯鹼。最後發現，有10%的大鼠會為了獲得古柯鹼而選擇承受電擊。

這裡要知道的是，患有依賴症的人或實驗動物，並不是為了我們平時說的「快感」而重複進行相同行為。譬如在眼窩額葉皮質受損動物的實驗中，這些動物會強迫性地持續喝水。也就是說，即使行為已不能獲得獎賞，在額葉功能受損的情況下，仍無法停下強迫性的行為。

逐漸成為主流的非尼古丁戒菸輔助藥物

香菸的煙霧中含有4000種以上的化學物質,是造成許多疾病的原因,而最具代表性的例子就是「尼古丁」。當尼古丁與腦的「尼古丁受體」結合時,會釋放出能讓人產生快感的「多巴胺」。重複進行這個過程後,就會讓吸菸成為習慣,最後吸菸者便很難主動戒掉香菸。

醫院的戒菸治療(尼古丁依賴症治療)中,一般會要求患者接受戒菸指導,並用「戒菸輔助藥物」進行藥物治療。過去的藥物治療以尼古丁置換療法為主,包括補充尼古丁的「尼古丁咀嚼錠」(Nicorette®,商品名尼古清)或「尼古丁貼片」(Nicotinell®,商品名克菸)等。不過近年來,治療主流改成了不含尼古丁的「伐尼克蘭」(varenicline,商品名Champix戒必適®)。

伐尼克蘭可與尼古丁受體結合,維持「尼古丁作用中」的狀態(可釋出平時四成的多巴胺)。這可以減輕戒斷症狀,讓菸癮者變得比較沒那麼喜歡香菸的味道,便可自然而然地遠離香菸。

＊Nicorette與Nicotinell皆為一般用醫藥品。

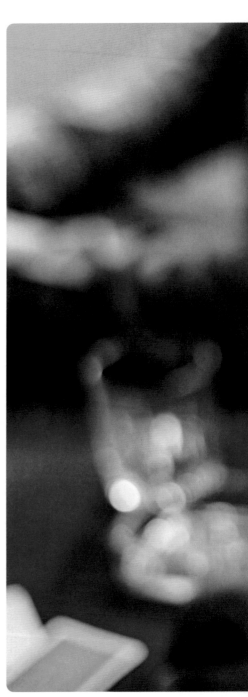

戒菸輔助藥物

戒必適(Champix)®

成分名:酒石酸伐尼克蘭(varenicline tartrate)
學名藥:無

可與尼古丁受體結合,緩和戒菸時產生的戒斷症狀(因為吸菸的慾望而感到煩躁等)。而且因為釋出的多巴胺較少,故可讓菸癮者變得比較沒那麼喜歡香菸的味道。

戒菸輔助藥物

香菸內的有害物質不僅存在於吸菸者自己吸入的煙（一手菸），也包含往周圍擴散開來的煙（二手菸），且二手菸的有害物質含量是一手菸的3～4倍。有時吸菸者周圍的非吸菸者會因此檢查出健康問題（被動吸菸）。

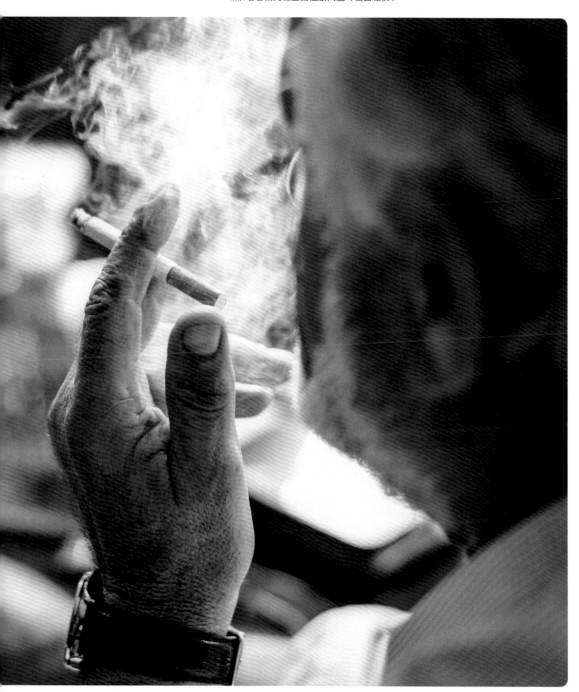

COLUMN

將藥物與相關技術應用在提高運動能力的「禁藥」

在運動風氣逐漸盛行的19世紀後半，為了在競技中獲勝而使用清醒劑、興奮劑等「禁藥」（doping）的選手漸受注意。

近代運動中，最古老的官方禁藥使用紀錄是1865年在荷蘭阿姆斯特丹舉行的游泳比賽。不過在古希臘的奧林匹克運動會中，就有運動員把藥草或香菇當作興奮劑服用的紀錄。順帶一提，doping這個字源自非洲原住民某個部落，他們在

禁藥的運作機制

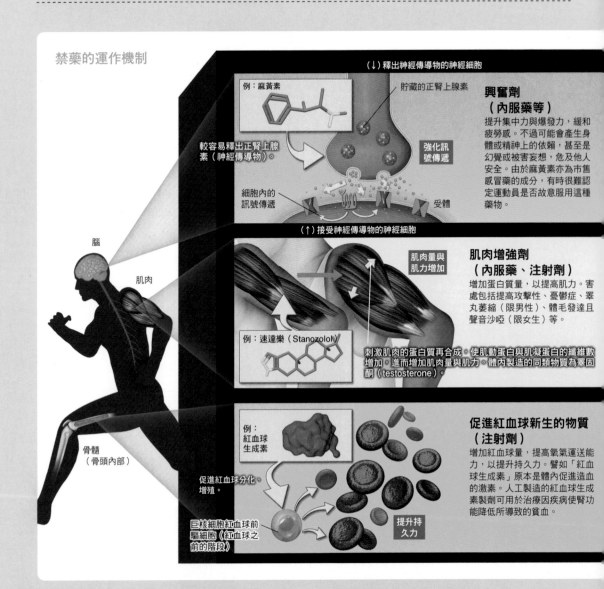

（↓）釋出神經傳導物的神經細胞

例：麻黃素

貯藏的正腎上腺素

較容易釋出正腎上腺素（神經傳導物）。

強化訊號傳遞

細胞內的訊號傳遞

受體

（↑）接受神經傳導物的神經細胞

興奮劑（內服藥等）

提升集中力與爆發力，緩和疲勞感。不過可能會產生身體或精神上的依賴，甚至是幻覺或被害妄想，危及他人安全。由於麻黃素亦為市售感冒藥的成分，有時很難認定運動員是否故意服用這種藥物。

肌肉量與肌力增加

肌肉增強劑（內服藥、注射劑）

增加蛋白質量，以提高肌力。害處包括提高攻擊性、憂鬱症、睪丸萎縮（限男性）、體毛發達且聲音沙啞（限女生）等。

例：速達樂（Stanozolol）

刺激肌肉的蛋白質再合成，使肌動蛋白與肌凝蛋白的纖維數增加，進而增加肌肉量與肌力。體內製造的同類物質為睪固酮（testosterone）。

腦

肌肉

例：紅血球生成素

促進紅血球新生的物質（注射劑）

增加紅血球量，提高氧氣運送能力，以提升持久力。譬如「紅血球生成素」原本是體內促進造血的激素。人工製造的紅血球生成素製劑可用於治療因疾病使腎功能降低所導致的貧血。

骨髓（骨頭內部）

促進紅血球分化、增殖。

巨核細胞紅血球前驅細胞（紅血球之前的階段）

提升持久力

舉行祭典時，會為了讓自己進入興奮狀態而飲用名為「dope」的酒（亦存在其他說法）。

禁藥違反了近代運動基本的「公平」理念，且可能會對運動員造成嚴重的健康傷害，所以各項運動賽事都禁止使用禁藥。那麼，實際上禁藥究竟可以提升人類的運動能力到什麼程度呢？

譬如「紅血球生成素」（erythropoietin，EPO）這個物質可以增加運送氧氣的紅血球數量。在一項對人類投予EPO的研究中，紅血球數量與最大氧氣攝取量可以提升10％，跑步的持續時間也獲證實得以延長。

另一方面，EPO是由腎臟製造的激素。運動員可透過在高地或其他低氧狀態下訓練，暫時提高體內的EPO。當身體感受到氧氣濃度變低時，就會製造更多的EPO，所以在未來1～2週內，體內紅血球數量會增加。

醫療的進步與禁藥

與禁藥相關的藥物技術進步，也清楚反映了醫療技術的進步。在開發出特定藥物的檢測方式後，就會有人開發出新的藥物繞過這種檢測方式，就像是在「互相追趕」一樣。

過去的禁藥都是從體外送至體內，達到增加肌肉之類的效果。不過在進入21世紀後，有人提出未來可能會出現不同於過去的新型態禁藥，那就是「基因禁藥」。

所謂的基因禁藥，是將能夠提升肉體能力的基因轉殖入體內，改造成利於競技的肉體。這聽起來像是科幻小說的情節，但隨著「基因編輯」後轉殖進病患細胞以治療疾病的「基因治療」的登場，對現代科學來說，基因禁藥或許已不是天馬行空的事。

2004年雅典奧運之後，國際奧委會明訂禁止使用基因禁藥。但因為其效果與副作用仍不明確，選手目前應該不會冒險使用。另一方面，基因禁藥沒辦法透過尿液、血液採集等一般藥檢方式檢出。若能盡速開發出適當的檢測方式，應能大幅提升遏止基因禁藥的力道。

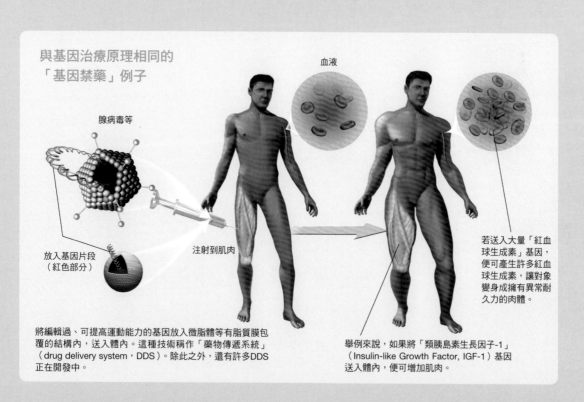

與基因治療原理相同的「基因禁藥」例子

血液

腺病毒等

放入基因片段（紅色部分）

注射到肌肉

若送入大量「紅血球生成素」基因，便可產生許多紅血球生成素，讓對象變身成擁有異常耐久力的肉體。

將編輯過、可提高運動能力的基因放入微脂體等有脂質膜包覆的結構內，送入體內。這種技術稱作「藥物傳遞系統」（drug delivery system，DDS）。除此之外，還有許多DDS正在開發中。

舉例來說，如果將「類胰島素生長因子-1」（Insulin-like Growth Factor, IGF-1）基因送入體內，便可增加肌肉。

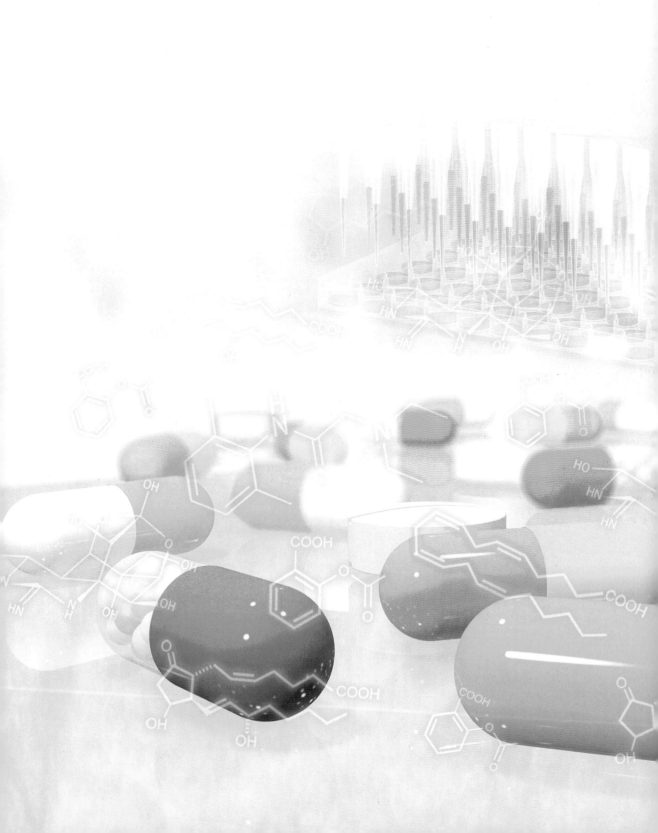

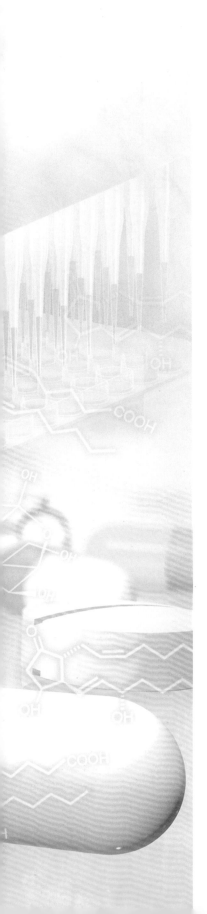

5

新藥開發
The development of new drugs

藥
物
的
歷
史

隨著科學的發展，藥物也跟著「進化」

自古以來，人們就會把各種天然植物當成藥材使用。而在17世紀以後，隨著科學的發展，藥物也大幅「進化」。

1806年，德國的藥師瑟圖納（Friedrich Sertürner，1783～1841）從罌粟果實（鴉片）中成功萃取出「嗎啡」（morphine）。以

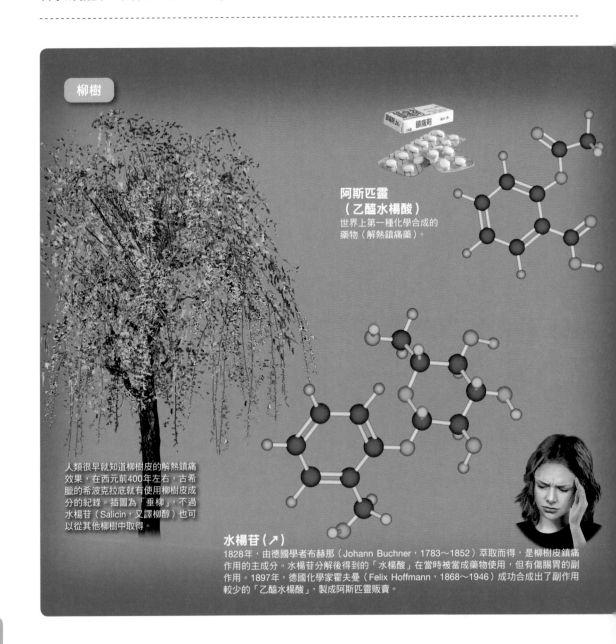

柳樹

阿斯匹靈（乙醯水楊酸）
世界上第一種化學合成的藥物（解熱鎮痛藥）。

人類很早就知道柳樹皮的解熱鎮痛效果，在西元前400年左右，古希臘的希波克拉底就有使用柳樹皮成分的紀錄。插圖為「垂柳」，不過水楊苷（Salicin，又譯柳醇）也可以從其他柳樹中取得。

水楊苷（↗）
1828年，由德國學者布赫那（Johann Buchner，1783～1852）萃取而得，是柳樹皮鎮痛作用的主成分。水楊苷分解後得到的「水楊酸」在當時被當成藥物使用，但有傷腸胃的副作用。1897年，德國化學家霍夫曼（Felix Hoffmann，1868～1946）成功合成出了副作用較少的「乙醯水楊酸」，製成阿斯匹靈販賣。

此為契機，世界各地的研究都有了大幅進展，陸續萃取出各種植物（生藥）的有效成分。而到了19世紀末，人們開始為了製造藥物而栽培各種植物。

另一方面也有人思考，如果可以人工製造這些有效成分的話，應該就可以用更短的時間，更穩定地供應藥物了不是嗎？

進入20世紀後，隨著有機化學的發展，學者們研究了各種有機化合物的結構，並試著合成這些化合物。代表性的例子如解熱鎮痛藥「阿斯匹靈」、熱帶傳染病瘧疾的特效藥「奎寧」（quinine）。流感治療藥物「奧司他韋」（克流感®）的原料莽草酸（shikimic acid）早期是由植物「八角」果實的萃取分子加工製成，現在則完全以化學方式合成製造。

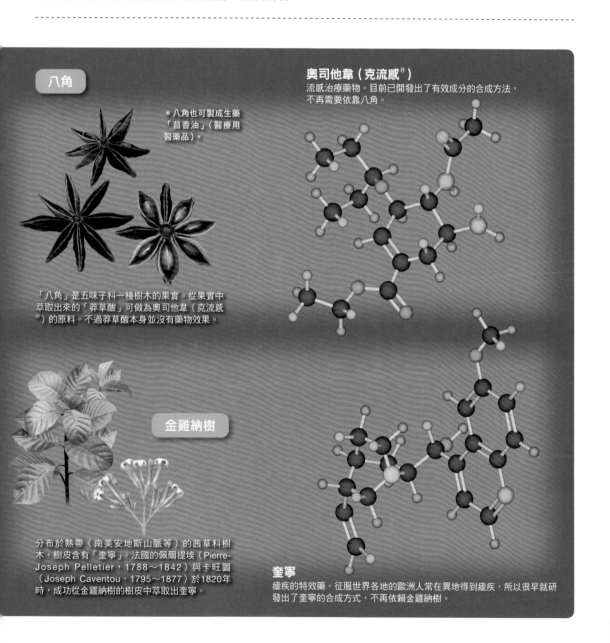

八角

＊八角也可製成生藥「茴香油」（醫療用醫藥品）。

「八角」是五味子科一種樹木的果實。從果實中萃取出來的「莽草酸」可做為奧司他韋（克流感®）的原料。不過莽草酸本身並沒有藥物效果。

奧司他韋（克流感®）
流感治療藥物。目前已開發出了有效成分的合成方法，不再需要依靠八角。

金雞納樹

分布於熱帶（南美安地斯山脈等）的茜草科樹木，樹皮含有「奎寧」。法國的佩爾提埃（Pierre-Joseph Pelletier，1788～1842）與卡旺圖（Joseph Caventou，1795～1877）於1820年時，成功從金雞納樹的樹皮中萃取出奎寧。

奎寧
瘧疾的特效藥。征服世界各地的歐洲人常在異地得到瘧疾，所以很早就研發出了奎寧的合成方式，不再依賴金雞納樹。

醫藥品需經過數個階段的試驗與審查才能上市

醫藥品是在什麼樣的流程下開發出來的呢？從基礎研究中誕生的「候選藥物」，須先在老鼠、狗等動物身上進行「安全性試驗」（毒性試驗），或是測試藥物成分在體內如何分布的「藥物動力學試驗」。這些試驗屬於「非臨床試驗」。

新藥研究開發流程

以下為新藥研發流程。從開始研發到研發完成，須花費長達15～20年的時間。如果是學名藥，則需用「生物等效性試驗」取代臨床試驗，這是為了驗證學名藥是否與原廠藥有相同的有效成分、藥效、品質，試驗完畢後再將結果提交到日本厚生勞動省申請核可。

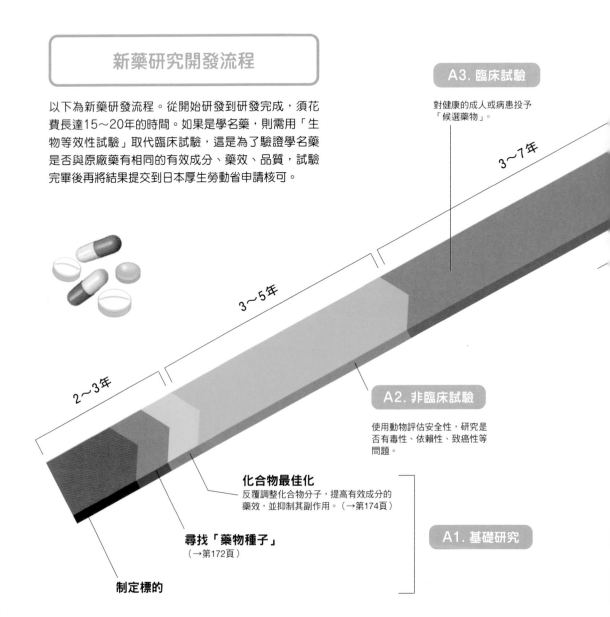

A3. 臨床試驗

對健康的成人或病患投予「候選藥物」。

3～7年

3～5年

2～3年

A2. 非臨床試驗

使用動物評估安全性，研究是否有毒性、依賴性、致癌性等問題。

化合物最佳化
反覆調整化合物分子，提高有效成分的藥效，並抑制其副作用。（→第174頁）

尋找「藥物種子」
（→第172頁）

制定標的

A1. 基礎研究

在非臨床試驗中，確認安全性沒有問題後，就可以進行「臨床試驗」。臨床試驗分成多個階段，首先是「臨床藥理試驗」（第一期試驗，phase I），以健康成人為對象，投予「候選藥物」（一開始投予少量藥物，再逐漸增加），確認其安全性。再來是「探索性試驗」（第二期試驗，phase II），以數十名輕度患者為對象，測試其有效性、安全性、效率最高的藥物用法、用量。接著是「驗證性

試驗」（第三期試驗，phase III），須對數百名甚至超過千名的病患，進行更仔細的有效性與安全性確認。

在這之後，須將試驗結果交給日本厚生勞動省審查（申請）。若被認定為「適合作為醫藥品」，就可以正式製造、販售了。

※書中以日本為例，臺灣的藥物臨床試驗請參見「財團法人醫藥品查驗中心官網」https://www1.cde.org.tw/ct_taiwan/notes.html

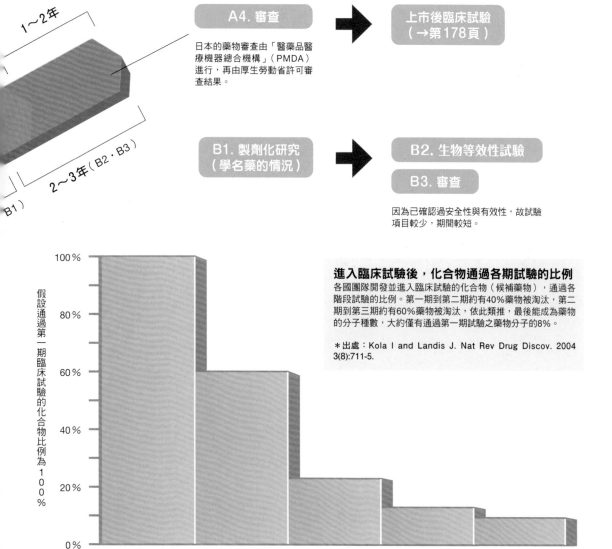

1～2年

A4. 審查

日本的藥物審查由「醫藥品醫療機器總合機構」（PMDA）進行，再由厚生勞動省許可審查結果。

上市後臨床試驗
（→第178頁）

2～3年（B2・B3）

B1）

B1. 製劑化研究
（學名藥的情況）

B2. 生物等效性試驗

B3. 審查

因為已確認過安全性與有效性，故試驗項目較少，期間較短。

假設通過第一期臨床試驗的化合物比例為100%

100%

80%

60%

40%

20%

0%

第一期　　　　　第二期　　　　　第三期　　　　許可審查　　　　　許可

進入臨床試驗後，化合物通過各期試驗的比例
各國團隊開發並進入臨床試驗的化合物（候補藥物），通過各階段試驗的比例。第一期到第二期約有40%藥物被淘汰，第二期到第三期約有60%藥物被淘汰，依此類推，最後能成為藥物的分子種數，大約僅有通過第一期試驗之藥物分子的8%。

＊出處：Kola I and Landis J. Nat Rev Drug Discov. 2004 3(8):711-5.

挑出適當候選藥物的「篩選」階段

研發特定疾病的新藥時，須先掌握該疾病的致病機制。知道疾病原因後，再決定作為目標的蛋白質，試著尋找與這個蛋白質形狀剛好相符的化合物，也就是「藥物種子」。

全世界各個製藥公司都擁有自己的「化合物庫」（compound library），蒐集了數百萬種化合物。其中包含了由人工合成化合物組成的「合成化合物庫」，以及由植物、細菌、蕈類、黴菌等天然物中發現之化合物所組成的「天然化合物庫」。

從這些化合物中一次取出一種，和作為標靶的蛋白質置於同一種溶液中，檢測各種化合物與該蛋白質的結合強度，挑出適當化合物的過程，就是所謂的「篩選」（screening）。

「高通量篩選法」（high-throughput screening，HTS）是一種使用機器進行高速篩選的技術。目前HTS已幾乎都自動化，速度非常快，一週內可檢查數萬種化合物。

高通量篩選法

插圖中描繪了一次檢查96種化合物的樣子。上方液體是各種不同的化合物，下方液體則含有作為標靶的蛋白質。我們可以稍加修飾蛋白質，使其僅在與化合物結合時發出螢光，這樣就能測量蛋白質與化合物的結合程度了。由HTS發現的化合物稱作「種子化合物」。

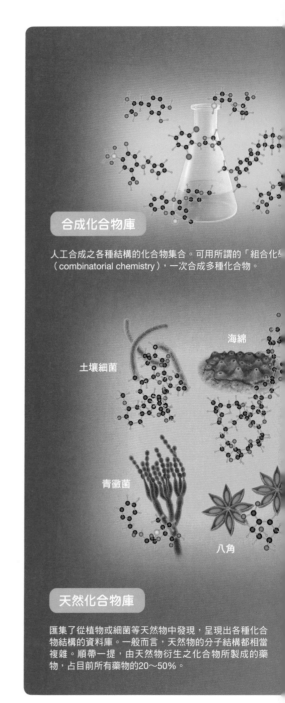

合成化合物庫

人工合成之各種結構的化合物集合。可用所謂的「組合化學」（combinatorial chemistry），一次合成多種化合物。

海綿

土壤細菌

青黴菌

八角

天然化合物庫

匯集了從植物或細菌等天然物中發現，呈現出各種化合物結構的資料庫。一般而言，天然物的分子結構都相當複雜。順帶一提，由天然物衍生之化合物所製成的藥物，占目前所有藥物的20～50%。

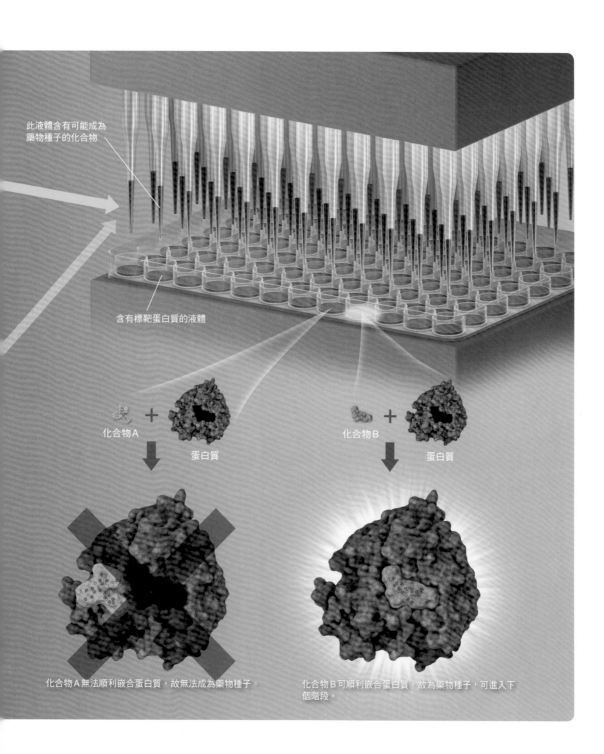

此液體含有可能成為
藥物種子的化合物

含有標靶蛋白質的液體

化合物A
蛋白質

化合物B
蛋白質

化合物A無法順利嵌合蛋白質，故無法成為藥物種子。

化合物B可順利嵌合蛋白質，故為藥物種子，可進入下
個階段。

反覆調整以提高藥效、減少副作用

篩選後得到的化合物（種子化合物）並不能直接做成藥物。研發團隊須調整種子化合物的結構，使其容易被吸收，能在體內穩定存在，才能符合藥物的條件，成為「先導化合物」（lead compound）。而這個提高化合物藥效、減少副作用的過程，就稱作「最佳化」。

抑制不同新藥副作用的方法（設計方法）各不相同。譬如治療大腸癌、乳癌、胃癌時使用的卡培他濱（capecitabine，商品名 Xeloda截瘤達®），便是設法使其僅能作用在癌細胞上，藉此抑制副作用※。

卡培他濱進入體內後，會先被肝臟的酵素轉變成「去氧氟尿苷」（doxifluridine）（**1**）。當此物質進入癌細胞後，癌細胞內的多種酵素會將其轉變成化合物「氟尿嘧啶」（fluorouracil）（**2**），這時才會發揮「藥物」應有的效果（**3**）。

像這種藥物分子在體內出現變化後才會顯示出藥效的藥物，我們稱其為「前驅藥物」（prodrug）。

※：一般抗癌藥物也會作用在癌細胞以外的正常細胞上，抑制正常細胞的增殖，故會產生掉髮、嘔吐、腹瀉、白血球減少等副作用。

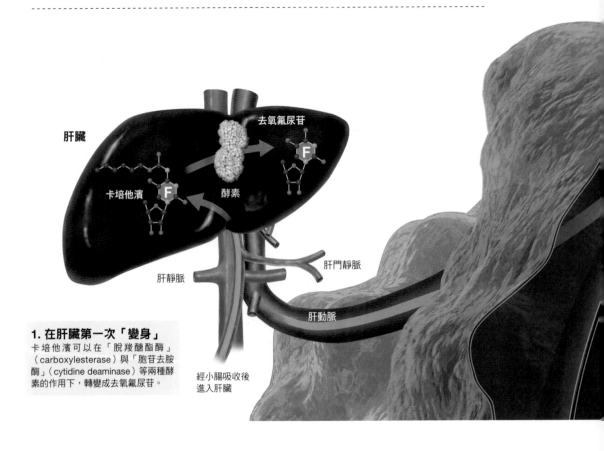

去氧氟尿苷

肝臟

卡培他濱　F

酵素

肝門靜脈

肝靜脈

肝動脈

1. 在肝臟第一次「變身」
卡培他濱可以在「脫羧醯酯酶」（carboxylesterase）與「胞苷去胺酶」（cytidine deaminase）等兩種酵素的作用下，轉變成去氧氟尿苷。

經小腸吸收後進入肝臟

前驅藥物卡培他濱的作用機制

下方為卡培他濱發揮藥效的示意圖。卡培他濱進入癌細胞以外的細胞時，幾乎不會轉變成氟尿嘧啶，所以副作用較小。順帶一提，抗流感藥物「奧司他韋」（克流感®）、解熱鎮痛藥洛索洛芬（loxoprofe，Loxonin®）皆屬於前驅藥物。

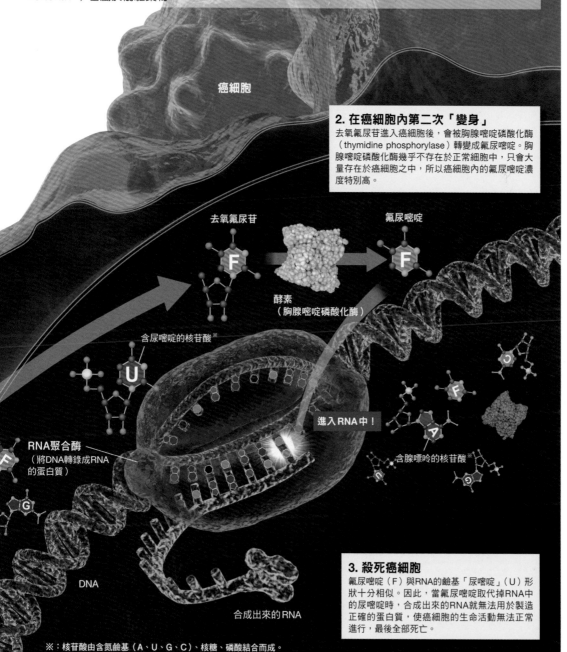

癌細胞

2. 在癌細胞內第二次「變身」
去氧氟尿苷進入癌細胞後，會被胸腺嘧啶磷酸化酶（thymidine phosphorylase）轉變成氟尿嘧啶。胸腺嘧啶磷酸化酶幾不存在於正常細胞中，只會大量存在於癌細胞之中，所以癌細胞內的氟尿嘧啶濃度特別高。

去氧氟尿苷

氟尿嘧啶

酵素
（胸腺嘧啶磷酸化酶）

含尿嘧啶的核苷酸※

RNA聚合酶
（將DNA轉錄成RNA的蛋白質）

進入 RNA 中！

含腺嘌呤的核苷酸※

DNA

合成出來的RNA

3. 殺死癌細胞
氟尿嘧啶（F）與RNA的鹼基「尿嘧啶」（U）形狀十分相似。因此，當氟尿嘧啶取代掉RNA中的尿嘧啶時，合成出來的RNA就無法用於製造正確的蛋白質，使癌細胞的生命活動無法正常進行，最後全部死亡。

※：核苷酸由含氮鹼基（A、U、G、C）、核糖、磷酸結合而成。

將藥物只送往目標組織的 「藥物傳遞系統」

「**藥**物傳遞系統」（DDS）就像前驅藥物一樣，能將藥物只送往目標組織。譬如氣喘時使用的「吸入性類固醇」，其有效成分就不會抵達全身細胞，只會抵達肺與氣管，這就是一種藥物傳遞系統。可以減少副作用，使藥效達到最高。

將有效成分包在膠囊內運送

　　「奈米DDS」是一種活用奈米科技的DDS。「微脂體製劑」就是使用由磷脂構成的「膠囊」包裹住有效成分，再將其送至目標位置的藥物。治療胰臟時使用的伊立替康（irinotecan）微脂體製劑（商品名Onivyde安能得®）、治療卵巢癌的鹽酸杜薩魯比辛（doxorubicin hydrochloride）微脂體注射劑（商品名Caelyx康利斯®）皆屬之。

　　微血管僅由一層內皮細胞構成，相鄰內皮細胞之間有許多小洞，可以讓營養素與氧氣進出。藥物有效成分可通過這些孔洞抵達細胞。

　　不過當有效成分被膠囊包圍時，整體體積變大，就無法通過這些孔洞了。另一方面，癌細胞周圍微血管的孔洞特別大，當膠囊抵達癌細胞周圍的血管時會漏出去，使有效成分抵達癌細胞。

　　透過這樣的機制，可以在投予抗癌藥物時盡可能降低副作用。而且，研發團隊可以設計讓膠囊內的有效成分緩緩釋出，以減少投藥次數。

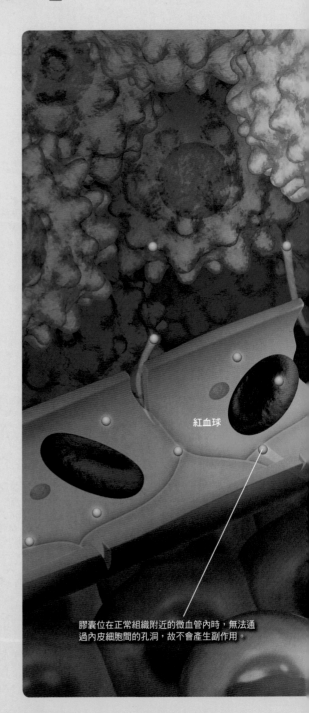

紅血球

膠囊位在正常組織附近的微血管內時，無法通過內皮細胞間的孔洞，故不會產生副作用。

只會將抗癌藥物送到癌細胞的「奈米DDS」

插圖中的小小「膠囊」包裹著抗癌藥物,且這些藥物只會送往癌細胞。上半部分為癌細胞組織周圍的微血管,下半部分則是正常組織周圍的微血管。

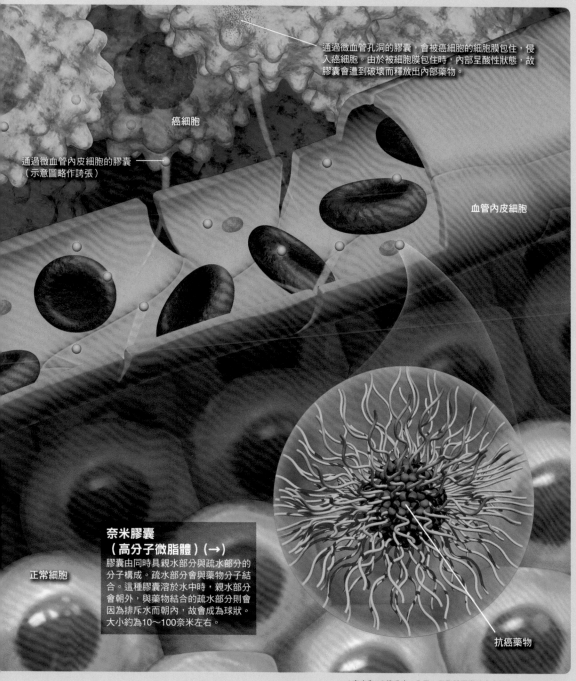

通過微血管孔洞的膠囊,會被癌細胞的細胞膜包住,侵入癌細胞。由於被細胞膜包住時,內部呈酸性狀態,故膠囊會遭到破壞而釋放出內部藥物。

癌細胞

通過微血管內皮細胞的膠囊
(示意圖略作誇張)

血管內皮細胞

**奈米膠囊
(高分子微脂體)(→)**
膠囊由同時具親水部分與疏水部分的分子構成。疏水部分會與藥物分子結合。這種膠囊溶於水中時,親水部分會朝外,與藥物結合的疏水部分則會因為排斥水而朝內,故會成為球狀。大小約為10~100奈米左右。

正常細胞

抗癌藥物

＊1奈米為10億分之1公尺。微脂體膠囊的大小約為100～300奈米。

調查醫藥品上市後的藥效與安全性

在醫藥品實際給病患使用之後，會進行「上市後臨床試驗」（第四期試驗），調查醫藥品是否有顯示預期的效果，或預料外的副作用等。

即使在1000人的臨床試驗中沒有出現重大副作用，但該藥物仍可能存在每1萬人才會出現在1人身上的副作用。而且，藥與藥、藥與食品之間可能存在意想不到的交互作用（藥物併用），並且產生嚴重副作用。當然，在上市前就須仔細調查是否有這個可能，但仍無法完全排除其危險性，所以上市後臨床試驗也相當重要。

這些調查結果可能會讓醫藥品中止販售。譬如帶狀皰疹病毒所使用的抗病毒藥「索立夫定」（sorivudine）在日本於1993年上市。不過後來有許多研究報告指出，當索立夫定與抗癌藥物「氟尿嘧啶」同時使用時，會有白血球減少的嚴重副作用，甚至可能導致死亡，於是發售商決定主動回收索立夫定。

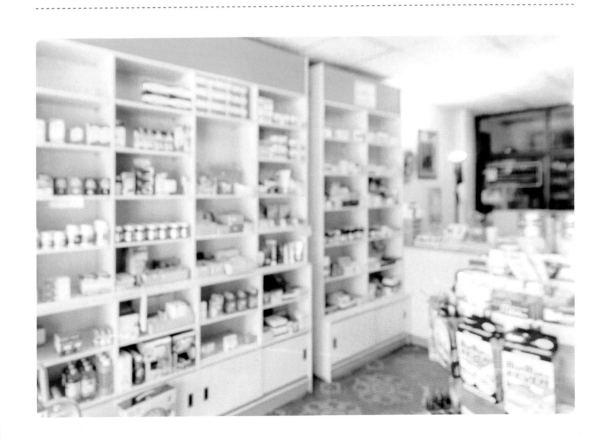

日本開發（與日本人有關）的醫藥品舉例

藥物名（商品名）	對象疾病	機制
納武利尤單抗（nivolumab）保疾伏（Opdivo®）	皮膚癌	2014年由小野藥品發售的抗癌藥物，用於治療皮膚等部位的黑色素瘤（melanoma）。可活化免疫反應，間接攻擊癌細胞（參考第147頁），副作用較少。
法匹拉韋（favipiravir）（Avigan®）	流行性感冒	2014年由富士軟片富士化學發售的抗流感病毒藥物。近年來則做為新冠肺炎（COVID-19）治療藥物而受到矚目。
吡格列酮（pioglitazone）愛妥糖（Actos®）	第2型糖尿病	1999年由武田藥品工業發售。可在不造成胰臟負擔的情況下，降低血糖。
康舒坦（candesartan）博脈舒（Blopress®）	高血壓	1999年由武田藥品工業發售。可與提升血壓的激素「血管收縮Ⅱ」之受體結合，防止血壓上升。
多奈哌齊（donepezil）愛憶欣（Aricept®）	失智症	1997年，由衛采製藥公司發售（參考第148頁）。可抑制腦內神經傳導物「乙醯膽鹼」的減少，進而延緩阿茲海默症的惡化。
他克莫司（tacrolimus）普樂可復（Prograf®）	手術時的排斥反應	1993年，由藤澤藥品工業（現在的安斯泰來製藥）發售。此款免疫抑制藥物可有效且安全地抑制器官移植時的排斥反應。從棲息於筑波山土壤的放線菌（actinomycete）中發現了某種化合物，並以此製成藥物。
斯他汀（斯他汀類藥物）	高血脂症	1989年由三共製藥（現在的第一三共）發售。可降低血液中膽固醇濃度的藥物。斯他汀類藥物的始祖「美伐他汀」（Mevastatin），是遠藤章博士在青黴菌中發現的物質（參考第192頁）。
亮丙瑞林（leuprorelin）柳菩林（Leuplin®）	攝護腺癌	1985年由武田藥品工業發售。可抑制性激素分泌，防止攝護腺癌惡化。後來藥廠研發出了能讓藥物在體內緩慢釋出的「微膠囊製劑」，每6個月投藥1次即可。
伊維菌素（ivermectin）絲每妥（Stromectol®）	寄生蟲病	驅蟲藥。開發本藥物的是美國默克（Merck）藥廠，不過發現其原始物質「阿維菌素」（avermectin）的是大村智博士（發現、開發過程請參考第196頁）。

新藥上市的時間差「藥物延遲」

日本與其他國家的新藥上市時期常有落差。假設某個藥物在日本申請藥證到開始販賣的等待時間,比其他國家還要久,那麼其他國家開發的藥物,就得花很久的時間,才能在日本取得藥證並販賣。

這個時間差就叫作「藥物延遲」(drug

縮小中的藥物延遲

過去的藥物延遲之所以會拉得很長,是因為日本的臨床試驗開始時間較晚,或臨床試驗花費時間較長(審查標準較嚴格)。為了讓臨床試驗順利進行,相關單位試著營造更適當的環境、積極參加多國共同進行的「國際共同臨床試驗」、增加審查試驗的審查委員人數,至今已幾乎消除了藥物延遲。

藥物延遲的改變

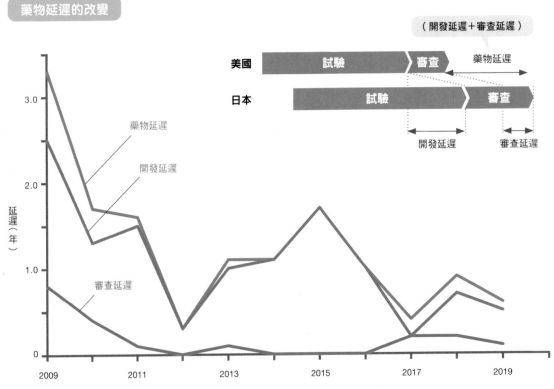

＊圖中數值源自PMDA資料的試算結果。

lag）。以前的藥物延遲大到無法忽視，不過在許多人的努力下，現在已幾乎解決了。由日本醫藥品醫療機器總合機構（PMDA）的資料指出，2009年時的藥物延遲為「3.3年」（開發延遲2.5年，審查延遲0.8年[※]），2019年則縮小到了「0.6年」（開發延遲0.5年，審查延遲0.1年）。其中，比較日本與美國的審查期間，兩者審查開始時間點的差異稱作「開發延遲」，審查期間的時間差稱作「審查延遲」，兩者合稱藥物延遲。

※：開發延遲為日本與美國的提出申請時間差的中位數。審查延遲為日本與美國的總審查期間（中位數）的時間差。

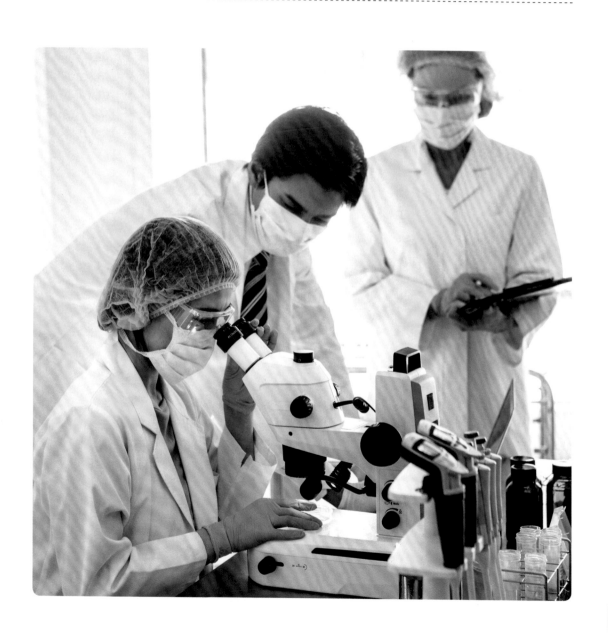

將既有藥物轉變成新藥的「藥物重新定位」

藥物重新定位

有時我們會以既有藥物，或是於臨床研發階段中停止研發的藥物為基礎，開發治療其他疾病的藥物（發現有效成分的新用途）。舉例來說，伊波拉出血熱（Ebola Hemorrhagic Fever）的治療藥物「瑞德西韋」（remdesivir，商品名Veklury韋如意®），以及

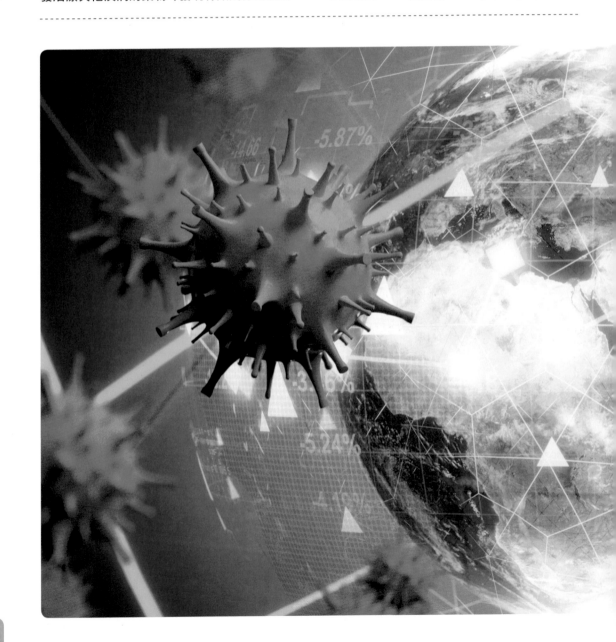

流感藥物「法匹拉韋」（favipiravir, Avigan®）皆對新冠肺炎（COVID-19）有效，相關新聞曾是世界各地的熱門話題。

這種「藥物重新定位」（drug repositioning）並不是什麼新的概念，近年來學者們甚至將電腦或AI應用在這個概念上。在開發新藥的過程中，藥物重新定位可以大幅縮短基礎研究與試驗花費的時間，並節省數百億至數千億日圓的成本。若未來發生全球規模的傳染病，就可以用更便宜的藥物，在更短的時間內控制住疫情。

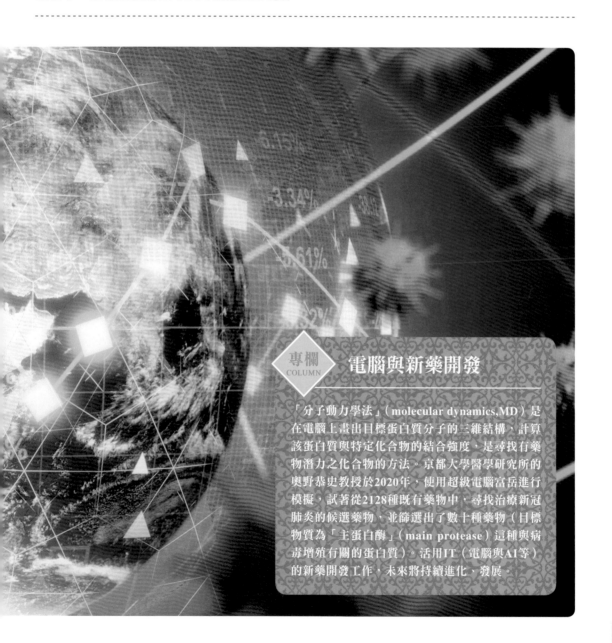

專欄
COLUMN

電腦與新藥開發

「分子動力學法」（molecular dynamics, MD）是在電腦上畫出目標蛋白質分子的三維結構，計算該蛋白質與特定化合物的結合強度，是尋找有藥物潛力之化合物的方法。京都大學醫學研究所的奧野恭史教授於2020年，使用超級電腦富岳進行模擬，試著從2128種既有藥物中，尋找治療新冠肺炎的候選藥物，並篩選出了數十種藥物（目標物質為「主蛋白酶」（main protease）這種與病毒增殖有關的蛋白質）。活用IT（電腦與AI等）的新藥開發工作，未來將持續進化、發展。

推動次世代藥物研發的「核酸製劑」

「核酸製劑」是以核酸（DNA或RNA）的小分子「核苷酸」（nucleotide）為基本骨架所製造出來的藥物。核酸製劑在製造上相對容易（較便宜），較容易鎖定攻擊目標，副作用較少。

2020年5月時，「裘馨氏肌肉萎縮症」（Duchenne muscular dystrophy，DMD）的治療藥物「維托拉森」（viltolarsen）上市。DMD是日本的國家指定難治疾病之一，病患體內構成肌肉細胞骨架的蛋白質「抗肌萎縮蛋白」（dystrophin）出現突變，無法製造「抗肌萎縮蛋白」而導致發病。維托拉森可附著在抗肌萎縮蛋白基因轉錄出來的pre-mRNA上，使其製造出比正常蛋白質短、擁有不完整功能的抗肌萎縮蛋白。

日本國內目前僅核可三項核酸製劑，維托拉森就是第三項（國產的第一項）。核酸製劑被認為是下個世代的藥物，世界各國都在著手研發，期望未來能夠開發出更多能治療難治疾病的藥物。

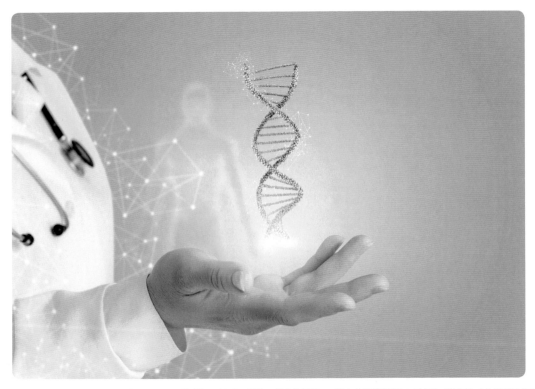

核酸藥物的種類繁多，標的、作用部位、作用機制各不相同。目前一般會使用第176頁中介紹的奈米DDS技術，將有效成分送至目標部位。維托拉森為「反義RNA」（Antisense RNA, asRNA）※，故不需要奈米DDS。

※asRNA（反義RNA）是一種與轉錄產物mRNA（信使RNA）互補的單鏈RNA。

「維托拉森」的運作機制

由DNA構成的基因會先轉錄出mRNA，再以mRNA轉譯出蛋白質。不過在轉譯之前，mRNA會被裁切掉許多部分。被裁切掉的部分叫作「內含子」（intron），保留的部分叫作「外顯子」（exon）。內含子尚未被切除的mRNA則稱作「前驅信使RNA」（pre-mRNA）。

裘馨氏肌肉萎縮症患者身上的「抗肌萎縮蛋白基因」中，缺乏第48到第52個外顯子[※]。由於第47與第53個外顯子無法順利接上，所以無法製造出有正常功能的蛋白質。維托拉森即可附著在第53個外顯子上，使第53個外顯子連同內含子一同被裁切掉。最後會得到一個比正常蛋白質短，但擁有重要功能且蛋白質兩端都保有其結構的抗肌萎縮蛋白，故治療效果備受期待。

※：缺少的模式有很多種。

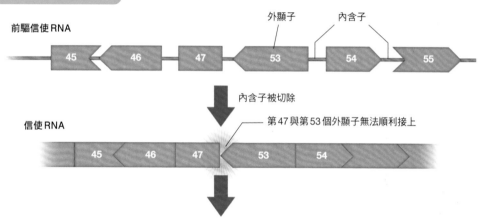

裘馨氏肌肉萎縮症的原因

前驅信使RNA

外顯子　　內含子

45　46　47　53　54　55

內含子被切除

第47與第53個外顯子無法順利接上

信使RNA

45　46　47　53　54

無法製造出抗肌萎縮蛋白

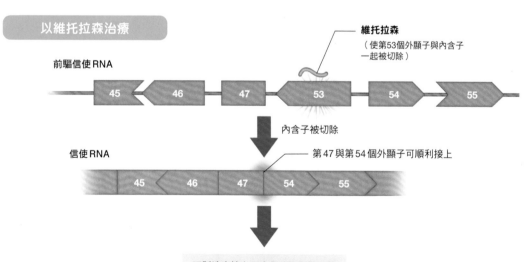

以維托拉森治療

維托拉森
（使第53個外顯子與內含子一起被切除）

前驅信使RNA

45　46　47　53　54　55

內含子被切除

第47與第54個外顯子可順利接上

信使RNA

45　46　47　54　55

可製造出擁有不完全功能的蛋白質
（形狀與正常的抗肌萎縮蛋白相似）

依個人需求提供不同藥物與治療方法的「個人化醫療」

D NA資訊是我們身體的「設計圖」，由「A」（腺嘌呤）、「G」（鳥糞嘌呤）、「C」（胞嘧啶）、「T」（胸腺嘧啶）等4種鹼基的排列構成。人類約有30億個鹼基序列，構成所謂的「基因體」。人類的不同個體之間，若有1個特定位置的鹼基不同，這個「單

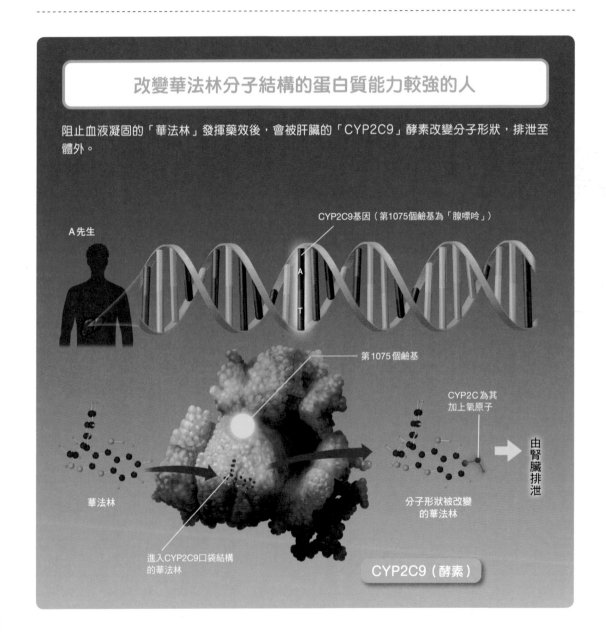

改變華法林分子結構的蛋白質能力較強的人

阻止血液凝固的「華法林」發揮藥效後，會被肝臟的「CYP2C9」酵素改變分子形狀，排泄至體外。

A先生

CYP2C9基因（第1075個鹼基為「腺嘌呤」）

第1075個鹼基

CYP2C為其加上氧原子

由腎臟排泄

華法林

進入CYP2C9口袋結構的華法林

分子形狀被改變的華法林

CYP2C9（酵素）

一鹼基的個人差異」，叫作「單核苷酸多型性」（single nucleotide polymorphisms, SNP）。因為SNP的存在，讓每個人擁有不同的性質與性格。

SNP也會影響到藥效與副作用。譬如心肌梗塞的患者所服用的「華法林」（warfarin），對某些SNP類型的患者來說藥效過強，投予的藥量必須減至最大量的10分之1。所以在投藥前須先確認患者的基因體，將投藥量最佳化才行。

像這種依照遺傳資訊，提供不同人適當藥物與療法的概念，稱作「個人化醫療」。

個人化醫療

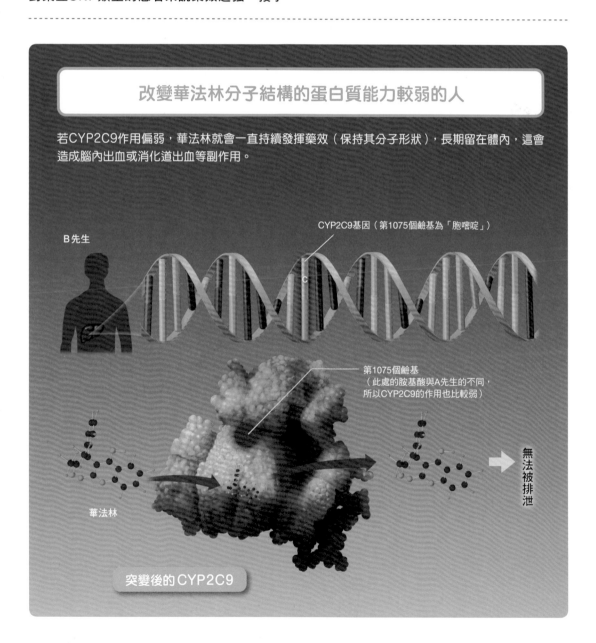

改變華法林分子結構的蛋白質能力較弱的人

若CYP2C9作用偏弱，華法林就會一直持續發揮藥效（保持其分子形狀），長期留在體內，這會造成腦內出血或消化道出血等副作用。

B先生

CYP2C9基因（第1075個鹼基為「胞嘧啶」）

C

第1075個鹼基
（此處的胺基酸與A先生的不同，所以CYP2C9的作用也比較弱）

華法林

無法被排泄

突變後的CYP2C9

為新藥研發帶來歷史性轉變的iPS細胞

過去在研發某種疾病的藥物時，會用擁有相同症狀的老鼠來做實驗。但老鼠不一定能重現人類的症狀，且即使找到對老鼠有效的化合物，該化合物通常對人類也沒有效。京都大學iPS細胞研究所的山中伸彌教授製作的「誘導性多能幹細胞」（induced pluripotent stem cell，簡稱iPS細胞），則為新藥研發帶來了歷史性轉變。

iPS細胞能轉變成體內任何一種細胞（分化），並擁有很強的增殖能力。讓我們以阿茲海默症的研發為例，說明iPS細胞的應用。首先，採集阿茲海默症患者的皮膚細胞或血液細胞，製造出iPS細胞。接著對這些iPS細胞進行特定刺激，使其分化成腦的神經細胞，就能得到與病患神經細胞特徵相同的神經細胞了。

iPS細胞幾乎可以無限增殖，故可取得非常多的神經細胞做為研究材料。也就是說，研發團隊可以用人的神經細胞來做實驗。2015年4月，武田藥品工業與京都大學iPS細胞研究所，決定進行為期10年的共同研究。這使iPS在新藥研發上的應用帶來蓬勃發展。

在培養皿中重現疾病（→）

運用iPS細胞研發新藥的流程圖。京都大學iPS細胞研究所從第一型糖尿病、帕金森氏症（Parkinson's disease）[※1]、肌萎縮性脊髓側索硬化症（Amyotrophic lateral sclerosis, ALS，俗稱漸凍人）[※2]等多種難治疾病患者身上採集皮膚細胞或血液細胞，製作iPS細胞，用於新藥研發。

※1：腦神經的性質改變，使患者出現手腳顫抖等運動障礙的疾病。
※2：腦下達命令給肌肉時用到的「運動神經」性質改變，使全身肌肉越來越難以動作的疾病。

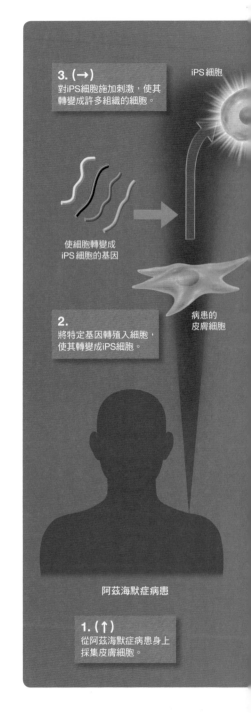

3. (→)
對iPS細胞施加刺激，使其轉變成許多組織的細胞。

iPS細胞

使細胞轉變成iPS細胞的基因

2.
將特定基因轉殖入細胞，使其轉變成iPS細胞。

病患的皮膚細胞

阿茲海默症病患

1. (↑)
從阿茲海默症病患身上採集皮膚細胞。

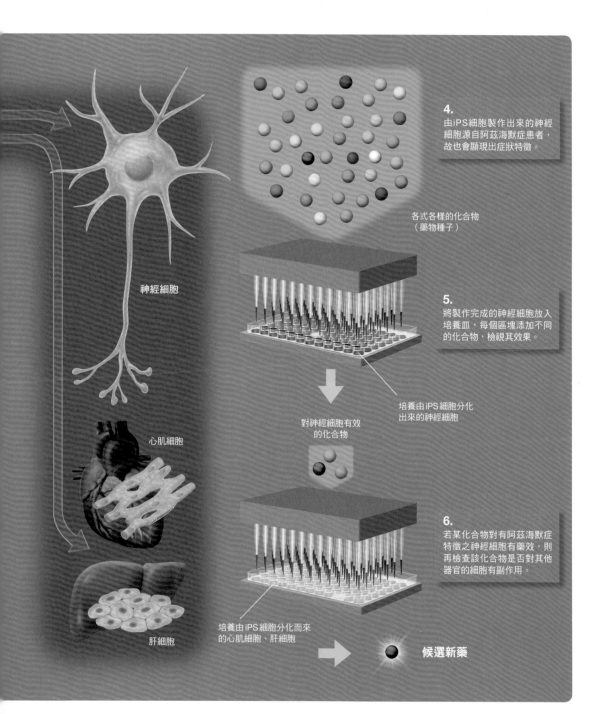

各式各樣的化合物
（藥物種子）

神經細胞

心肌細胞

肝細胞

4.
由iPS細胞製作出來的神經
細胞源自阿茲海默症患者，
故也會顯現出症狀特徵。

5.
將製作完成的神經細胞放入
培養皿，每個區塊添加不同
的化合物，檢視其效果。

培養由iPS細胞分化
出來的神經細胞

對神經細胞有效
的化合物

6.
若某化合物對有阿茲海默症
特徵之神經細胞有藥效，則
再檢查該化合物是否對其他
器官的細胞有副作用。

培養由iPS細胞分化而來
的心肌細胞、肝細胞

候選新藥

抑制膽固醇合成的藥物「斯他汀類藥物」誕生

「白色脂肪細胞」可貯藏體內的脂肪。若攝取過多動物性脂質，或者運動不足，就會使白色脂肪細胞的脂肪（三酸甘油酯triglyceride）累積過多，多出來的三酸甘油酯會成為「游離脂肪酸」（free fatty acid）進入血液中。部分游離脂肪酸會在肝臟轉變成三酸甘油酯或膽固醇，再回到血液中。這會導致血液中的脂質濃度過高，形成「高血脂症」（hyperlipidemia）。

血液中的膽固醇會從血管內壁的小傷口滲透到血管壁內部。進入血管壁內部的膽固醇，會被免疫細胞中的「巨噬細胞」吞噬消化。然而當血液中的膽固醇濃度過高時，巨噬細胞的處理速度會趕不上，使得巨噬細胞死在血管壁內。

於是巨噬細胞的殘骸與膽固醇逐漸在血管壁內部堆積起來，形成斑塊（plaque）組織。斑塊會使血管變得狹窄，血流量變小，演變成「動脈硬化」，這種狀況惡化後，便會導致心肌梗塞、腦梗塞等危及生命的重大疾病。

各種挑戰脂質異常症的方法

以前並非沒有能改善血液中膽固醇濃度過高狀態的藥物。譬如「菸鹼酸」（niacin，商品名Linicor理脂®）或「消膽胺」（cholestyramine，商品名Choles可利舒®）皆為「降血脂藥物」，可減少血液中的膽固醇。然而這些藥物要不是副作用太強，就是藥效太弱，所以醫界亟需安全又有效的藥物。

日本東京農工大學特別榮譽教授遠藤章博士於1966年留美期間（當時所屬公司為三共株式會社），得知普遍存在的膽固醇過剩已成為社會問題，也剛好有機會知曉當時膽固醇合成抑制劑的開發狀況。「膽固醇合成抑制劑」可讓身體比較不會合成新的膽固醇。順帶一提，體內膽固醇中，約有7成是由身體合成。

合成膽固醇時，須從「乙醯輔酶A」（acetyl CoA）開始，經過許多步驟，逐漸轉變成膽固醇

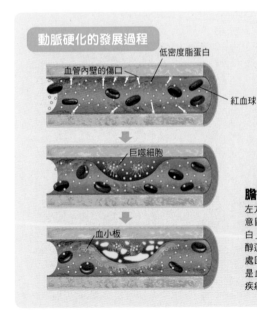

動脈硬化的發展過程

血管內壁的傷口　低密度脂蛋白　紅血球　巨噬細胞　血小板

脂蛋白

膽固醇　三酸甘油酯　蛋白質　磷脂

膽固醇引發的動脈硬化

左方為動脈硬化進行過程的示意圖。上方為「脂蛋白」（lipoprotein）示意圖。膽固醇無法單獨溶於血液中，必須與蛋白質結合成球狀「脂蛋白」，才能隨著血液運送到全身各處。脂蛋白可分為兩類，分別是將膽固醇運送到全身各處的「低密度脂蛋白」（LDL，壞膽固醇），以及從身體各處回收膽固醇的「高密度脂蛋白」（HDL，好膽固醇）。高血脂症患者就是血液中的LDL偏高。脂質異常症與動脈硬化有關，可能會引起致命疾病。

（參考下圖）。合成過程中有30種酵素參與，只要能用藥物妨礙其中一種酵素的運作，就可以阻止膽固醇的合成。

1968年學成歸國的遠藤博士決定探索抑制「羥甲基戊二酸單醯輔酶A還原酶」（HMG-CoA reductase）的物質。膽固醇合成途徑中，HMG-CoA還原酶可將HMG-CoA轉變成「甲羥戊酸」（mevalonic acid）。而遠藤博士認為，妨礙HMG-CoA還原酶的作用，是抑制膽固醇合成的最有效方法。

遠藤博士花了約2年時間，使用6388種黴菌與蕈類做實驗。

他用大鼠的肝臟酵素合成膽固醇，再加入黴菌或蕈類的培養液，如果膽固醇的合成量減少了，該黴菌或蕈類中就可能含有「藥物種子」。

最後他篩選出了一種青黴菌 —— 檸檬黃青黴（*Penicillium citrinum*）。遠藤博士大量培養這種青黴菌，並試圖從中純化出能夠妨礙HMG-CoA還原酶運作的物質，最後找到了「美伐他汀」（mevastatin，也叫作康百汀compactin）。

美伐他汀的部分構造與HMG-CoA類似，故可作為HMG-CoA的替身，與HMG-CoA還原酶結合，進而妨礙膽固醇的合成。

全世界數千萬人服用的「斯他汀類藥物」

遠藤博士發現美伐他汀後，全世界的製藥公司紛紛開始研發與美伐他汀類似的物質，最後共有7種藥物上市。每種物質的基本結構皆與美伐他汀共通，僅用人工方式修飾了分子末端的構造（這點差異足以影響藥效）。

這些藥物總稱為「斯他汀類藥物」。目前全世界有數千萬人在服用斯他汀類藥物，可說是非常重要的藥物。

膽固醇的合成與美伐他汀的作用

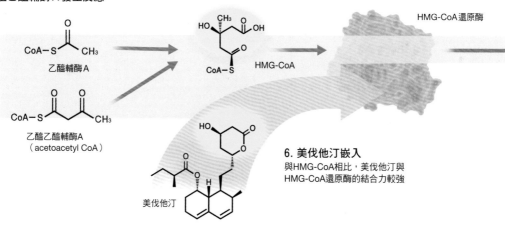

1. 乙醯輔酶A與乙醯乙醯輔酶A發生反應

乙醯輔酶A

乙醯乙醯輔酶A（acetoacetyl CoA）

2. 合成出HMG-CoA

HMG-CoA

3. HMG-CoA還原酶的作用

HMG-CoA還原酶

6. 美伐他汀嵌入
與HMG-CoA相比，美伐他汀與HMG-CoA還原酶的結合力較強

美伐他汀

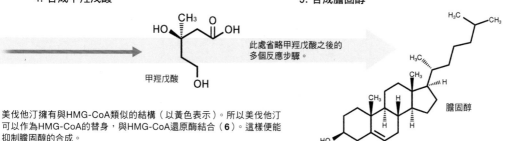

4. 合成甲羥戊酸

此處省略甲羥戊酸之後的多個反應步驟。

甲羥戊酸

5. 合成膽固醇

膽固醇

美伐他汀擁有與HMG-CoA類似的結構（以黃色表示）。所以美伐他汀可以作為HMG-CoA的替身，與HMG-CoA還原酶結合（6）。這樣便能抑制膽固醇的合成。

孩提即熟知的黴菌與蕈類，其中竟大有乾坤

遠藤章博士為膽固醇合成抑制劑「斯他汀類藥物」的誕生貢獻卓著。日本牛頓編輯部採訪了遠藤博士至今的研究之路。本節內容由《Newton月刊》（2017年5月號）刊載的訪談編輯而成。

Galileo 聽說您出身農家，請問您是在什麼樣的契機下想要成為科學家的呢？

遠藤 我受祖父的影響很大。雖然我的祖父不是醫生，但因為我們家附近沒有醫院，村民不管是受傷或小病都會來找我祖父看病。他常跟我說日本著名的醫生和細菌學家野口英世的故事。野口英世立志要拯救世上受病痛所苦的人。我也想效法他，從事幫助人的工作。

Galileo 您是因為想從事幫助人的工作，才選擇了現在的研究道路嗎？

遠藤 剛開始我想跟野口英世一樣當醫生，但因為我們家的經濟狀況不允許，我就退而求其次，希望能當農業技術人員。因為在我小時候，糧食尤其是米嚴重不足，是人人都填不飽肚子的時代。我出身農家，就希望自己能成為可以讓米有更多收成的技術人員。

原本打算高中畢業就出來工作，但當時的校長希望我能升大學。不過，從我親戚家就近可以通學的秋田大學並沒有農學部，所以家人強烈反對我繼續升學，

最後我終於說服了他們。後來，我又獲得獎學金，得以進入東北大學的農學部就讀。

深受抗生素「青黴素」發現者傳記的激勵

Galileo 為什麼最後沒有成為農業技術人員呢？

遠藤 在我大學一年級快結束時，剛好有一本講述弗萊明博士發現青黴菌的傳記出版。我讀了這本書，知道黴菌中竟然能提煉出抗生素時，實在大受激勵。這是多麼偉大的事啊！可以救人無數，對人類實在太有貢獻了！剛好我們農學部的農藝化學科，也有研究如何利用黴菌家族成員製麴和釀酒。所以當我知道在農學部中也有使用黴菌等微生物的研究時，就轉換研究跑道了。

Galileo 您為什麼會對黴菌感興趣呢？

遠藤 這跟我小時候的經驗有很大的關係。祖父在祖母過世後，覺得自己一個人到山裡採蘑菇太孤單，就常常帶我一起去。過程中，祖父會教導我分辨食用蘑菇和毒菇的方法。在形形色色的蘑菇中，我對一種名為毒蠅口蘑（*Tricholoma muscarium*）的蘑菇特別感興趣。這種蘑菇人類可以吃，煮成味噌湯的滋味很棒。可是當蠅類停在這種蘑菇上時，很快就會死掉。人類可以吃，蠅類卻會死掉，這是為什麼呢？這

也是我對黴菌和蕈類產生科學興趣的開始。

我高中時就以毒蠅口蘑做為「自由研究」的題目。祖父在這之前也教過我：「有些毒菇只要煮過並把水倒掉，然後再用清水洗過，還是可以吃。」所以我就把毒蠅口蘑煮過取出，再把煮菇的水澆在飯上靜置一旁。結果發現飛停在飯上的蒼蠅真的死了，證明祖父說的話是正確的。

Galileo 您大學畢業後就進入了三共製藥公司。您在那裡做過什麼樣的研究呢？

遠藤 我本來想進三共的研究所工作，但一開始卻被分配到工廠。不過，在這裡我又接觸到黴菌了。這個工廠專門生產葡萄酒和果汁，因此會利用黴菌製造名為果膠酶（pectinase）的酵素，再用來製造葡萄酒和果汁。就連工作場所都與黴菌有關，冥冥之中已決定了我以後的人生方向。

在美國留學期間瞭解到膽固醇的重要性

Galileo 您已經進入三共公司服務了，為什麼後來又會去美國留學呢？

遠藤 因為我想進一步瞭解外國的技術與知識。當時，國外研究者的研究實力遠遠領先日本。我想到這些國家試試自己的實力，所以走上了留學之路。在三共有個制度，每年會從研究所挑選

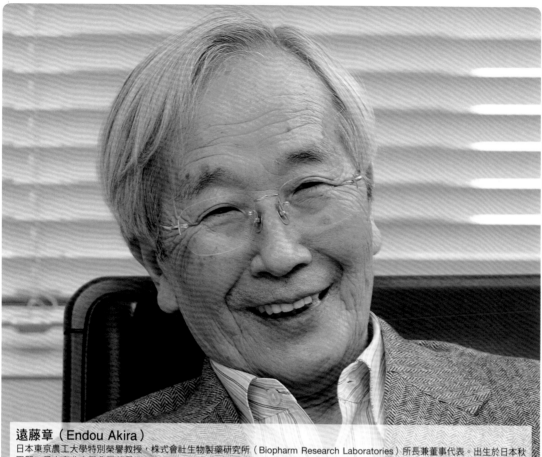

遠藤章（Endou Akira）
日本東京農工大學特別榮譽教授，株式會社生物製藥研究所（Biopharm Research Laboratories）所長兼董事代表。出生於日本秋田縣，日本東北大學農學部畢業。1973年在三共發酵研究所發現治療異常血脂症的斯他汀類藥物。2006年獲日本國際獎，2008年獲拉斯克臨床醫學研究獎（Lasker Award），2017年獲加拿大蓋爾德納國際獎（Canada Gairdner International Award），獲獎無數。獲得諾貝爾獎的呼聲也很高。

1～2名研究者，讓他們出國留學。在我進公司1年後，有個偶然的機會，把我從工廠派到研究所工作，所以我也具備了應徵留學制度的資格。

Galileo　您在留學期間是從事什麼樣的研究呢？

遠藤　我在愛因斯坦醫學院（Albert Einstein College of Medicine）研究大腸菌細胞壁上的某個酵素。在那兩年的研究期間，我發表了兩篇論文。

Galileo　到了美國之後，覺得跟日本有甚麼不同？

遠藤　最大的不同是美國年輕人只要做出成績，就會漸漸被拔擢成為教授。而日本是一個典型的年功序列社會，是以年資與職位論資排輩，所以這一點讓我非常震撼。

日常生活也有感到一些差異。我留學的1960年代後半，日本人死亡原因的第一名是中風。而美國卻不一樣，每年因心臟病死亡的人數高達70萬人，這個數字是癌症死亡人數的2倍以上。當時，膽固醇攝取過量已經成為美國的社會問題，電視上還可以看到提醒人們小心膽固醇的廣告，甚至還有店家將膽固醇含量高的蛋抽出膽固醇再銷售的情形，也就是所謂的減肥食品。不過，當時並不存在能有效降低膽固醇的藥物，所以我從美國回到日本後，就想要開發能降低膽固醇的藥物。

信念是「一定有治療疾病的方法」

Galileo　為什麼會想到要從黴菌和蕈類中探索抑制膽固醇合成的物質呢？

遠藤　英國有句古諺說：「不管什麼疾病，神都已經準備好治療

的手段。」只是人類還沒注意到這種治療的方法而已！雖然這句諺語沒什麼科學根據，卻成了我的信念。因此，我認為在自然界應該能找到降低膽固醇、治療心臟病的物質才對。在我思考究竟該從自然界的哪個地方找起時，就想到了小時候就已十分熟悉的黴菌和蕈類。

Galileo 就某種意義而言，可以說是賭博吧。

遠藤 沒錯！就像樂透或麻將一樣，完全不知道自己是否能中獎。正因如此，我設定了2年的時間，如果專心致志都沒有結果的話就放棄。若非如此，公司大概也無法認同吧。

發現了美伐他汀，為確認其安全性卻歷經艱辛

Galileo 聽說您在發現美伐他汀，到實際製成藥品上市，過程也相當曲折。可以跟我們說說其中經過嗎？

遠藤 比較大的「事件」有三

個。第一是對大鼠無效。當時有個風氣，若實驗結果對大鼠和小鼠無效，就不能成為藥物。但即使如此，我也認為：「我們的想法沒有錯。應該還是存在對大鼠無效，但對人類有效的藥物才對。」於是我沒有放棄，繼續研究，果真有這種案例存在。

由於有了這種案例，我便主張探討美伐他汀對大鼠無效的原因，公司方面也認可我的做法。經過了將近2年的持續研究後，我們得到了一個結論：美伐他汀對高膽固醇的動物是有效的。

首先我們把目光放在雞上。雞蛋黃的膽固醇含量非常高，所以我們認為生蛋的母雞本身應該也有很高的膽固醇，於是拿雞來做實驗後，得到了明顯的效果。由於當時很少會以雞做為實驗動物，所以我們後來又拿狗和猴子進行同樣的實驗，結果也同樣有效。就這樣，第一個「事件」解決了。

Galileo 第二個「事件」是什麼呢？

遠藤 在用大鼠進行毒性實驗時，肝臟發生了罕見的現象。於是公司向我們施壓，要我們停止開發工作。但我當時覺得原因在於我們對大鼠的投予量太多了！連續5週投予對人有效量的100～200倍，肝臟會出狀況也很正常。試想，不管是砂糖、鹽，或是醬油，如果連續五週，每天都攝取平常的100～200倍，這樣沒發生任何狀況才奇怪吧。因此我主張不用太擔心大鼠肝臟發生的現象，卻未獲得公司的認同。

在此「事件」的2星期後，我收到美國德州大學戈德斯坦（Joseph Leonard Goldstein，1940～，後因在膽固醇代謝方面的研究，獲得1985年的諾貝爾生理醫學獎）教授的邀請，希望能以共同研究的方式，用美伐他汀來治療2名住院的重症患者。我的上司鼓勵我說：「眼前美伐他汀的進展受到阻礙，唯有這個機會才能突破。」然而面對日本學會的重重關卡，我們一下子就敗下陣來。再加上當時日本鮮少與海外進行共同研究，大多數人都主張：「在日本研發出來的藥物，最初的臨床試驗也應該在日本進行。」

Galileo 連臨床試驗的路也被堵住了啊！

遠藤 還好大阪大學的山本章醫師聽說此事後，向我們提出採用美伐他汀來治療患者的請求。我知道若是再錯失這次機會，可能就翻身無望了。跟上司商量後，他說：「我知道了，那就瞞著公司吧！」在上司的秘密支持下，我前往大阪與山本先生及相當於他上司的教授會面，共同商討合作模式。最後達成的共識就是：「山本醫師為了從事基礎研究，

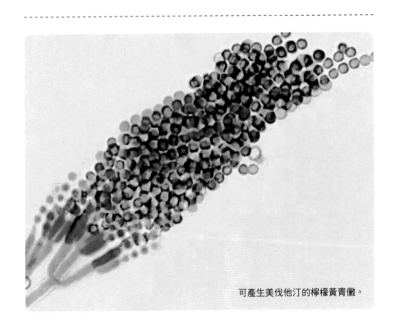

可產生美伐他汀的檸檬黃青黴。

斯他汀類藥物②

請求遠藤先生提供美伐他汀。本試驗藥物在由山本醫師任職的大阪大學第二內科負完全責任的情況下，投予患者使用。」

這次臨床試驗確認藥物有效，安全性方面也沒有問題，於是美伐他汀起死回生，公司也在1978年11月展開正式的臨床試驗。

Galileo　現在如果偷偷進行臨床試驗的話，會引發很大的問題吧！

遠藤　當時的情況是，醫師判斷若再不採取辦法，病人就會死亡。因此只要取得病人同意，就可以投予未獲許可的藥物。

獲投予藥物的患者罹患了「家族性高膽固醇血症」，這是因為遺傳因素使血液中膽固醇濃度過高的疾病。正常的總膽固醇值為200，該名患者竟高達1000，而且還一直有狹心症（心絞痛）的問題，連飲食療法也無效。這名當時年僅18歲的女性患者經投予美伐他汀後，不僅康復，還結婚生子，我後來跟她以及她的孩子還見過面喔。

Galileo　第三個「事件」是什麼呢？

遠藤　1978年5月，我們展開對狗投予美伐他汀的長期毒性試驗。在投予超高劑量的情況下，狗體內出現了惡性腫瘤（癌）。1天的投予量分別是每公斤體重20毫克、100毫克、200毫克。20毫克完全沒有問題，但100毫克與200毫克都出現了惡性腫瘤。就這樣，全世界都在謠傳「美伐他汀有致癌性」。我在1978年年底辭去了三共研究所的工作，轉到東京農工大學任職，而三共研究所在1980年8月全面停止美伐他汀的開發。我後來改弦易轍，轉換成以構型略有改變的「普伐

他汀」（pravastatin）為新藥的開發方向。

在連續2年對狗投予普伐他汀的試驗中，最多只投予25毫克。因此我認為美伐他汀若不是投予100毫克、200毫克，而是25毫克的話，或許就不會出現任何問題了。

Galileo　雖然很遺憾美伐他汀不能成為正式藥品，但它後來卻成為斯他汀類藥物的始祖。

遠藤　確實如此。現在的斯他汀類藥物共有7種，每種藥物的構形中最重要的部分，都與美伐他汀的結構完全相同。

年輕人最好要有
積極進取的精神

Galileo　您為什麼會轉到東京農工大學任職呢？

遠藤　我一直都希望能成為大學老師。因為我喜歡傳道、授業、解惑，也喜歡和年輕人一起工作。我從很久以前就在想：當美伐他汀的開發工作告一段落後，如果有好的機會可以進入理想中的大學任職，我就會轉職。

Galileo　您在東京農工大學有從事其他方面的研究嗎？

遠藤　有的。主要是樂天公司（Lotte Co., Ltd.）的潔牙無糖口香糖，這也是從黴菌中找到能夠抑制齒垢形成的物質，並將之商品化的例子。此外，我也有參與化妝品的開發。我們之前就已經知道甲羥戊酸具有保濕作用，後來在研究中發現能夠製造出大量甲羥戊酸的酵母菌，佳麗寶公司（Kanebo）便將其製作成化妝品。

Galileo　那麼，您目前都在忙些什麼呢？

遠藤　我83歲了，已經不做研究工作了！現在主要是以年輕的研究者、大學生和在企業任職的人為對象發表演講。我希望像我這樣的科學家能多一點，一方面能對科學發展提供一些有助益的意見，也能夠讓年輕人對未來充滿希望，這也正是我現在演講的主旨。

Galileo　您想要傳遞什麼樣的訊息給年輕人呢？

遠藤　現在的年輕人跟我年輕時相比，顯得較為消極。這是個物質不虞匱乏的時代，年輕人想要什麼，周圍的人就會為他張羅齊全，對於自己的未來似乎缺乏主動的想法。因此我希望年輕人能儘早決定自己想成為怎樣的人，想做什麼樣的事。因為若不能立下追尋的目標，就絕對沒有努力的動機。

科學界是這樣，相撲界也一樣。相撲力士資格的最高等級是橫綱，但是日本人很少能達到這個等級。我個人認為是因為日本人的生活太過富足了！相撲界的橫綱大部分是蒙古人，他們之所以這麼強是因為積極進取的精神。若只是學校的課程，會有老師來教我們，我們只要理解黑板上所寫的知識即可，但這些都跟自己想要成為什麼樣的人不同。自己的前途只能由自己來決定，而這一點，我希望年輕人能越早知道越好。

現在想要成為科學家的孩子變少了！科學家一直持續自己喜歡的研究，就有可能為人類帶來莫大的貢獻，這樣的喜悅是沒有任何東西可以代替的。

Galileo　謝謝您提供這麼多寶貴的經驗！

拯救了數億人的「伊維菌素」

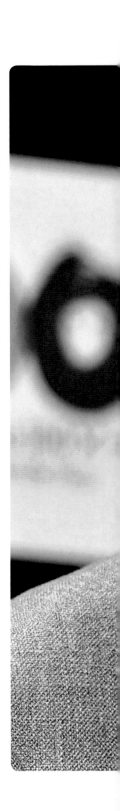

般人想像的「恐怖疾病」或許是癌症或心臟病。不過放眼全世界，威脅許多人性命的其實是「傳染病」，由會致病的「病原體」造成。病原體藉由其他生物傳染給人，或人傳人所引起的疾病，就是傳染病。

病原體包括病毒、細菌以及寄生蟲。其中因寄生蟲所引起的傳染病（寄生蟲病），在全世界估計已有超過20億人發病，尤其在非洲、中南美洲以及亞洲有許多重症患者。

2015年的諾貝爾生理醫學獎，頒發給了發現寄生蟲病新療法的3位學者。首先介紹大村智博士以及坎貝爾（William Campbell）博士的研究成果，即「伊維菌素」（ivermectin）治療藥的開發過程。

對微生物的力量著迷

大村博士在日本山梨大學學習有機化學，之後曾在東京的高中夜校當過老師，教授化學及體育，之後進入東京理科大學研究所就讀並畢業。

他於1963年在山梨大學研究室擔任助理教授時以葡萄酒釀造為研究主題。葡萄酒是在酵母等微生物運作下製成的。大村博士在諾貝爾生理醫學獎公布後的記者會上表示，他就是在那時邂逅了微生物的神奇力量。

其後，大村博士前往美國留學，學成後回到日本，於北里研究所開始化學及微生物學兩個領域的研究。在微生物所製造的物質中，大村博士特別注意能殺死其他微生物的「抗生素」。

有許多微生物棲息在土壤中。當時（現在也是）的研究室以大村博士為首，他們常隨身帶著小塑膠袋，到處蒐集土壤，然後在研究室培養棲息於土壤中的微生物，分析它們會製造出什麼樣的物質。

當然，棲息於土壤中的微生物相當多，全面檢視土壤並無法得知各種微生物的分別行為。因此首先要將採集來的土壤稀釋，把微生物一一分開，接著在含有養分的培養基上培養微生物。分開來的微生物會各別分裂、增殖，最後長成肉眼能看見的微生物團塊。由於這個團塊中只聚集著一種微生物，便能從這個團塊中研究該種微生物的特性及所製造的物質。

大村博士在1970年代注意到的微生物是稱為「鏈黴菌屬」（*Streptomyces*）的放線菌。放線菌的菌絲呈放射狀伸展，因而得名（不過現在是根據基因分析來分類）。在當時已經知道許多鏈黴菌屬的細菌都會產生抗生素。用於治療結核病的抗生素「鏈黴素」（streptomycin）就是由「灰色鏈黴菌」（*Streptomyces griseus*）這種放線菌所製造的。

大村博士在當時，每年能夠發現2000～3000種的微生物。在1970年代，他從蒐集來的鏈黴菌屬中，發現大約50種細菌具有製造未知物質的能力，其中一種從日本靜岡縣伊東市高爾夫球場附近的土壤中採集到的鏈黴菌，成為了製造出寄生蟲病治療藥的契機，日後命名為「阿維鏈黴菌」（*Streptomyces avermitilis*）

大村 智（Oomura Satoshi）

1935年生，為日本學校法人北里研究所顧問，北里大學特別榮譽教授。照片攝於確定獲獎的2015年10月5日晚的記者會。據說數天前因散步時在階梯跌倒，所以下巴才貼著OK繃。

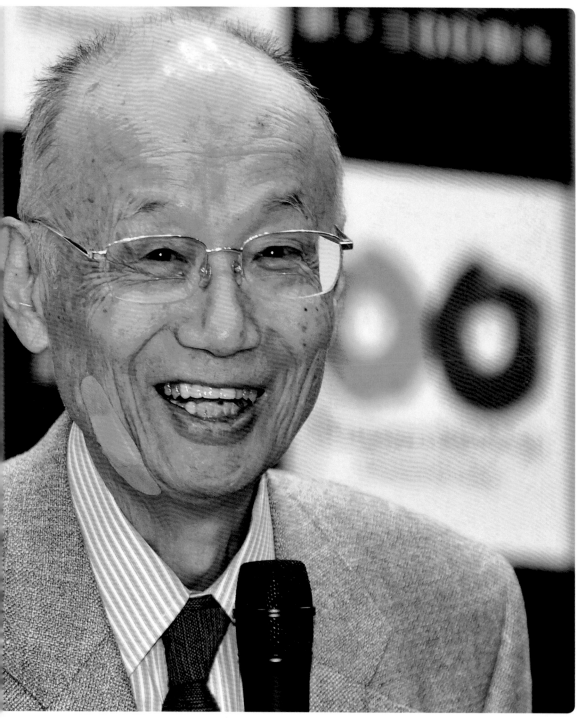

＊本節內容由《Newton月刊》（2015年12月號）的內容編輯而成。

放線菌製造出寄生蟲病的治療藥

大村博士在1970年代曾與美國的默克製藥廠合作。他負責採集微生物以及研究化合物，默克則進行動物試驗。

當時在默克任職的坎貝爾博士專攻寄生蟲學，並利用大村博士所發現的放線菌尋找對寄生蟲病有療效的物質。

坎貝爾首先取出放線菌的培養液，裡面含有放線菌製造的各種物質。接著將培養液冷凍乾燥後，混入患有各種寄生蟲病的小鼠食物中，並確認寄生蟲是否有減少。坎貝爾博士發現阿維鏈黴菌的培養液具有殺死寄生蟲的能力，其能力來自於某種特定物質。後來將這種物質命名為「阿維菌素」（avermectin）。

阿維菌素對動物的寄生蟲病有效，但是為了要提高效用，大村博士和默克公司的研究人員不斷討論，於是修改了阿維菌素的分子結構，開發出幾乎沒有副作用的「伊維菌素」（ivermectin）。這個名稱是取「二氫阿維菌素」（dihydroavermectin，在阿維菌素加入2個氫原子）中的「i」，再加上「維菌素」（vermectin）得來的。

伊維菌素剛開始做為動物用藥販售，帶來了相當大的利潤。大村博士除了將分得的專利權利金用作日後的研究資金外，同時也在日本埼玉縣北本市成立了綜合醫院。

在體內產生大量寄生蟲的疾病

伊維菌素能夠有效治療「蟠尾絲蟲病」（onchocerciasis）以及「淋巴絲蟲病」（lymphatic filariasis，又名象皮病）等。

「蟠尾絲蟲病」是稱為「人蟠尾絲蟲」（*Onchocerca volvulus*）的線蟲，經由黑蠅感染並寄生於人體所引發的傳染病。只要遭帶有蟠尾絲蟲幼蟲的黑蠅叮咬，幼蟲就會進入人體內。幼蟲體長僅約1毫米，但成蟲卻達30～50公分長，且每天都可產下約1000隻「幼絲蟲」（microfilaria）。

幼絲蟲的體長雖然只有0.3毫米，但大量的幼絲蟲在皮膚下蠕動會帶來劇烈的搔癢感。此外，若幼絲蟲移動至眼睛，會造成視網膜發炎，造成視力減弱，最壞的情形可能會造成失明。

由於蟠尾絲蟲病常見於非洲的河川沿岸等黑蠅棲息地區，因此又稱之為「河盲症」（river blindness），目前估計患者超過2500萬人，其中失明的患者則超

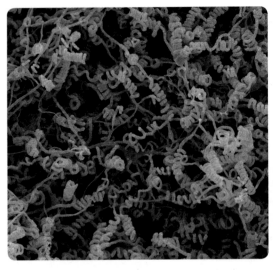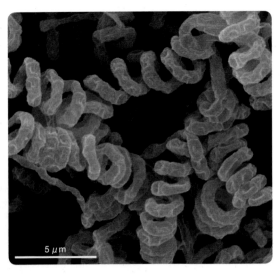

5 μm

大村博士於高爾夫球場附近土壤中發現的放線菌

大村博士所發現的放線菌──阿維鏈黴菌在掃描式電子顯微鏡下的樣子。放線菌的細胞會一個個串接起來，呈念珠狀結構（照片裡較難辨識）。左側照片中，看起來像直線的部分是「菌絲」，像彈簧的螺旋部分則是「孢子」。孢子在營養等環境條件齊全的狀態下會發芽，並長出新的菌絲。右側照片中的紋路，是為了能以掃描式電子顯微鏡觀察，而將放線菌加以乾燥的過程中所產生的。

＊照片提供：日本北里大學 池田治生名譽教授

過30萬人。

蟠尾絲蟲病從感染到幼絲蟲出生為止，大概要3個月到1年的時間，因此難以發現早已感染。而成蟲能存活約15年，每天都會產下幼絲蟲，因此當症狀出現時，體內早已遭數百萬隻幼絲蟲所占據。

另一方面，「淋巴絲蟲病」大部分是在孩童時期受到感染，成人後才發病。目前推測全球的患者超過1億，過去也曾經在日本九州流行過。

淋巴絲蟲病是經由蚊蟲感染「潘氏絲狀蟲」（*Wuchereria bancrofti*）等線蟲所引起的。這種寄生蟲成長為成蟲後，會移居至人體的淋巴管內。淋巴管是一種遍布全身的管道，當中流著從血管滲漏出的淋巴液。

當成蟲所產下的幼絲蟲損傷淋巴管，造成淋巴液的流動出現異常，淋巴液就容易囤積在身體某些部位並形成水腫。症狀持續惡化時，皮膚表面會硬化，水腫部位也會增大。由於該症狀會使皮膚呈現有如象皮的外觀，因此也稱作「象皮症」（elephantiasis）（據說日本幕末武士西鄉隆盛也得過象皮症）。

針對寄生蟲的神經及肌肉產生作用

幼絲蟲會引發蟠尾絲蟲病及淋巴絲蟲病。而一般認為，伊維菌素能對幼絲蟲的肌肉及神經產生作用。

肌肉及神經會利用離子（帶有正電荷或負電荷的原子）接收來自外界的訊號與傳遞訊號。離子透過肌肉及神經細胞表面的「離子通道」進出細胞。離子通道上的「門」，只有在必要時才會打開，平常都關著，所以離子無法自由進出細胞。

伊維菌素會作用於「氯離子」進出的離子通道，使離子門一直保持開啟。原本受到管控的氯離子就能任意進出，使肌肉和神經的運作發生異常，最後造成幼絲蟲死亡。

伊維菌素所作用的通道也存在於人類腦神經中。不過連接腦部的血管具有只讓特定物質通過的功能，經過確認，伊維菌素無法

阿維菌素

伊維菌素

坎貝爾博士發現，大村博士所發現的阿維鏈黴菌產生的物質，有殺死家畜體內寄生蟲的能力，並成功純化出該物質，即為阿維菌素。坎貝爾博士再改變阿維菌素部分結構，進一步合成伊維菌素，並發現伊維菌素不僅對家畜寄生蟲有效，也能殺死人體寄生蟲。紅色箭頭所指的位置，就是阿維菌素改變的部分。R是甲基（CH_3）或乙基（C_2H_5）。

進入腦部，所以對人類幾乎不會有影響中樞神經的副作用。

目標在10年後完全鏟除寄生蟲

在默克公司的努力之下，伊維菌素（商品名Mectizan®）每年都無償提供給超過2億5000萬人使用。

針對蟠尾絲蟲病及淋巴絲蟲病，只要一年服用1～2次伊維菌素就能具有充分療效。由於幾乎沒有副作用，因此不僅使用在發病後的治療，也能夠用來預防疾病。

現在，蟠尾絲蟲病或淋巴絲蟲病的新發病患者人數已大幅減少。世界衛生組織（WHO）已訂定目標，要在2025年之前完全根除蟠尾絲蟲病，2020年之前要完全根絕淋巴絲蟲病。能訂下這樣的目標，要歸功於大村博士發現阿維鏈黴菌以及坎貝爾博士開發伊維菌素。

伊維菌素在日本國內也用於「疥癬」（疥瘡，scabies）的治療上。疥癬是一種因蟎寄生而造成腹部及胸部感覺極度搔癢的疾病，尤其容易在老人安養中心發生集體感染，日本每年超過10萬人發病。目前已知伊維菌素對引起疥癬的蟎有效，且已普遍作為治療藥物使用。

此外，伊維菌素也能當作「犬心絲蟲症」（canine heartworm disease，一般稱為心絲蟲症）這種犬類寄生蟲疾病的預防藥。養狗的人或許曾有從動物醫院拿過伊維菌素的經驗。

只是借助微生物的力量

大村博士在記者會上說：「我的工作只是借助了微生物的力量。以微生物為師，學習它們的行為，才能夠有今天的成就。」與大村博士長年深交的日本京都大學教授掛谷秀昭博士，對大村博士的得獎給予極高評價，並且表示：「大村博士再次證明了日本在這個領域（天然產物化學）的領先地位，我感到十分高興，也打從心底尊敬大村博士。」

檢視超過2000種的草藥

中國中醫科學院的屠呦呦首席研究員從名為「黃花蒿」（*Artemisia annua*）的艾屬（*Artemisia*）植物中，發現了瘧疾治療藥的成分──青蒿素（artemisinin）。

瘧疾是因為「瘧原蟲屬」（*Plasmodium*）的單細胞微生物寄生於人體所引起的傳染病。瘧原蟲可存在於雌性瘧蚊的唾腺中，當蚊子吸食人血時，瘧原蟲就會隨著瘧蚊唾液進入人體。

進入血液中的瘧原蟲，會在肝臟細胞中增殖約1000倍後再次進入血液，接著侵入紅血球中增殖，並逐步破壞紅血球。感染瘧疾後會周期性出現惡寒、畏寒顫抖、發燒等症狀，嚴重時會引起腦功能障礙及器官衰竭，甚至致死。根據WHO的調查，2021年全世界因瘧疾死亡的人數約達61萬9000人。

屠呦呦於1967年領銜出任中國國家級抗瘧疾計畫「523項目」的研究小組組長。

研究小組檢視超過2000種草藥，提煉出超過380種可能對瘧疾有療效的草藥萃取物，並觀察用在瘧疾小鼠上的效果，發現黃花蒿萃取物能抑制瘧原蟲成長。

古書中的一句話成為突破點

但在之後的實驗中，黃花蒿萃取物抑制瘧原蟲成長的效果，卻出現原因不明的不穩定性。屠呦呦決定重新徹底研究中國古籍，並在道教學者葛洪（284～346）於西元340年撰寫的《肘後備急方※》一書中，發現了這樣的記述：「青蒿一握，以水二升漬，絞取汁，盡服之。」（將一把青蒿泡在2公升水中，擰出汁液並全部服用）這段文字寫的不是用煎煮草藥取得萃取物的傳統方法，而是用水得到萃取物。

讀到這段記述的屠呦呦，察覺到黃花蒿中所含的有效成分不耐

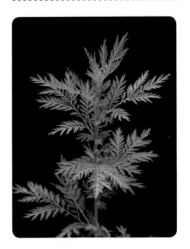

（↑）黃花蒿
黃花蒿的葉片。黃花蒿開始冒出花蕾時，葉片中的瘧疾治療藥成分青蒿素含量最為豐富。

高溫，便改採不加熱的萃取方式。這個改變成了突破點，使她成功發現並且精製出有效成分的青蒿素。

青蒿素已成為全世界廣泛使用的瘧疾治療藥。青蒿素抑制瘧原蟲成長的機制之一，是它可以抑制原蟲細胞內與貯藏鈣離子有關的蛋白質之運作。

大村博士、坎貝爾博士及屠呦呦等人都發現了針對寄生蟲病的新治療法。3位科學家為人類所帶來的利益及福祉是無法以數值來衡量的。

※：意為「急症處方指南」。

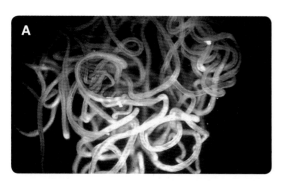

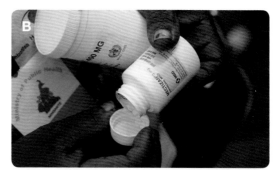

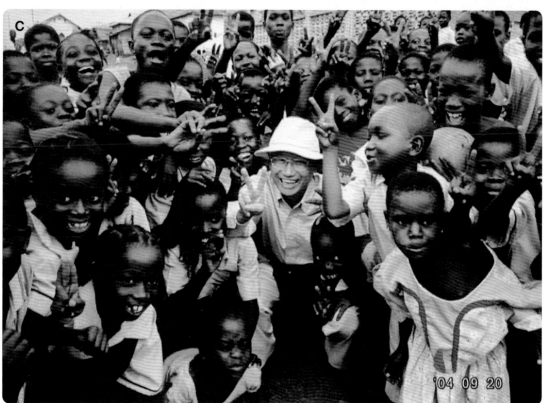

現在每年免費提供超過2億5000萬人份的伊維菌素

A：引起蟠尾絲蟲病的一種線蟲 ── 人蟠尾絲蟲的成蟲（照片提供：WHO／TDR／OCP）。**B**：默克製藥廠從1987年開始免費提供伊維菌素（商品名Mectizan®），現在每年皆免費提供超過2億5000萬人份的藥物（照片提供：默克公司）。**C**：大村博士在2004年造訪蟠尾絲蟲病幾已消滅的迦納（Ghana）時，被許多露出笑容並比著和平手勢的孩童團團圍繞。據說孩子們都知道藥品名稱，當博士說起藥的話題時，孩子們便齊聲高喊：「Mectizan！Mectizan！」（照片提供：大村智 日本北里大學特別榮譽教授）。

🔍 基本用語解說

一般用醫藥品

在藥局等地方可以購買到的藥物，也叫作「非處方藥」（Over-the-counter，OTC藥品）或「成藥」。有些成藥的有效成分與醫療用醫藥品相同，不過含量較少，這是為了降低副作用的風險。

內用藥

口服藥物，也稱作「內服藥」，包括錠劑、膠囊、液劑等。

日本藥局方

藥物品質規格的統一基準。初版於1886年5月公布，之後陸續修正。

日本國內未承認藥物

日本以外的國家承認，但日本尚未承認的醫藥品。

代謝

藥物的有效成分或營養素在體內分解、合成、消耗的過程。

外用藥

塗抹或貼附在皮膚、黏膜上的藥物。譬如軟膏、乳膏、點眼藥、貼布、塞劑等。

民俗療法

庶民間自古流傳下來的藥物（生藥）或治療方式。許多民俗療法的藥效並沒有科學證據。

生藥

擁有藥效的植物、動物、礦物經加工後的藥材。

仿單

藥物的「使用說明書」，寫有成分、藥效、使用時的注意事項等。

先天免疫

出生後就具備、可阻止異物侵入的防衛系統。許多異物在此被排除。與外界接觸的皮膚、黏膜，是先天免疫的主戰場。

安慰劑效應

即使服用沒有藥效的「假藥」，也會讓人有症狀改善的感覺。

成分名

藥物內的有效成分名稱。

自律神經

可調整內臟或血管的功能，使體內環境自動保持在一定範圍內。主要由「交感神經」與「副交感神經」組成。

免疫系統

分布於外界的病原體或花粉等異物侵入體內時，排除這些異物的機制，可分為「先天免疫」與「後天免疫」。

君臣佐使

漢方藥的生藥調配理論。治病用的主角為「君藥」，輔助、提高君藥藥效的是「臣藥」，降低副作用的是「佐藥」，「使藥」可使藥物易於服用。這些藥物調合之後，才能得到一帖漢方藥。

抗生素

抑制傳染病病原菌增殖、消滅它們的藥物。嚴格來說，只有微生物製造的抗生物質可以叫作抗生素，化學合成者則稱作「抗菌藥物」。

抗病毒藥物

抑制病毒增殖的藥物。這類藥物多是透過妨礙病毒的增殖來舒緩症狀。但另一方面，也有某些病毒相當頑強，任何抗病毒藥物都不會對它們起效用。

抗藥性細菌

對抗生素有抵抗性，抗生素對其無效的細菌。

後天免疫

排除侵入體內之異物的功能。B細胞、殺手T細胞、輔助T細胞等免疫細胞會通力合作，攻擊這些異物。

急性、慢性

「急性」指的是惡化速度快，且持續時間較短的病況。「慢性」則是指惡化速度較慢，且持續時間較長的病況（兩者並沒有明確的定義）。

疫苗

由毒性弱化的病原體（細菌或病毒）所製成的製劑。或是將病原體的部分成分、毒素等去毒後製成的製劑。

耐藥性

藥效逐漸降低或失效的狀態。細菌對抗生素產生抗藥性，使抗生素的效果降低，也可以說是細菌對抗生素的「耐藥性」提高。

個人化醫療

以遺傳資訊為基礎，為個別病人提供適當的藥物或治療方法。

病毒

大小約為0.02～0.3微米（1微米為100萬分之1公尺）。由DNA或RNA等遺傳資訊，加上保護這些遺傳資訊的蛋白質外殼（脂質膜）構成。無法單獨增殖，須進入生物細胞內才能增殖。病毒「virus」這個名字源自拉丁語的「毒」。

副作用

服藥後「不希望出現的作用」。有助於治療疾病、我們「希望藥物出現的作用」稱作「主作用」。

細菌

大小約為1～數微米。擁有細胞結構，可自行增殖。

連續服用

連續使用相同藥物。

惡化、緩解

顧名思義「惡化」就是病情惡化、「緩解」就是症狀受控制，病情穩定下來的意思。若症狀完全消失，則稱作「痊癒」。

發炎

免疫細胞受到某些刺激而使該部位出現紅、腫、熱、痛的現象。

搔癢、鎮癢

「搔癢」指的是皮膚在沒有長「粉瘤」或腫脹的情況下仍然覺得癢的情況。能抑制搔癢的作用就叫作「鎮癢」。

解熱、鎮痛

「解熱」是指降低身體的熱，「鎮痛」則是抑制身體疼痛的作用。

過敏

對身體無直接害處的異物，可能會引起免疫細胞過度反應，稱作過敏。因過敏造成的疾病稱作「過敏性疾病」，譬如花粉症、異位性皮膚炎、氣喘等。

預防接種

施打疫苗，防止身體被特定病原體侵入的方法。

對症療法

並非以去除病因為目的，而是以緩減、抑制症狀為目的的治療。

漢方醫學

傳入日本的中國傳統醫學，在日本獨自發展後，形成了「漢方醫學」。

漢方藥

漢方醫學開立的處方藥，由多種生藥組合而成。每種生藥都有各自的有效成分，因此可用於治療多種症狀。其中，藥方名稱最後的「散」或「湯」等文字表示劑型。

噁心

想吐的感覺。

暫置藥

在家中設置藥箱，定期會有人來補充因服用而短少的藥物，並換掉到期藥物的藥物販售方式。

瘟疫

全球規模的傳染病。

劑型

為了讓有效成分順利抵達患部，或者讓病患易於服用，會將藥物製成各種形狀（劑型）。

學名藥

專利到期後，使用原廠藥的有效成分開發而成的藥物。因為添加物或製造方法與原廠藥不同，故藥效不一定比得上原廠藥。

激素

經由血液移動，影響各個內臟、器官的物質之總稱。激素的分泌可調整各種體內環境。

臨床試驗

開發藥物時，對健康成人或患者投予「候選藥物」的試驗。基本上，須通過臨床藥理試驗（第一期試驗）、探索性試驗（第二期試驗）、驗證性試驗（第三期試驗）等三個階段。

瀉藥、止瀉藥

「瀉藥」指的是便祕藥等藥物，依藥效強度可以分成「緩瀉藥」（藥效較弱）與「峻瀉藥」（藥效較強）（兩者並無嚴格區分）。停止腹瀉的藥物則稱作「止瀉藥」。

醫療用醫藥品

需要醫師開立的處方才能領取的藥物，也稱作「處方藥」。

鎮咳、祛痰

「鎮咳」指的是抑制咳嗽的作用，「祛痰」則是指讓病患容易吐出痰的作用。

藥價基準

由日本政府規定，適用於健保之醫療用醫藥品的價格基準。未列於藥價基準，也就是不適用健保的藥物，則稱作「藥價基準未收載藥」。

類固醇藥物

以人工方式合成原本由腎上腺所分泌「類固醇激素」的藥物。可抑制免疫細胞的活動、抑制刺激物質的分泌，藉此抑制發炎或過敏反應。類固醇藥物常給人危險的印象，不過只要在醫師指導下適當使用，就是安全且效果很好的藥物。

Index

▼ 索引

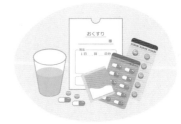

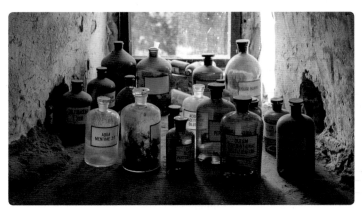

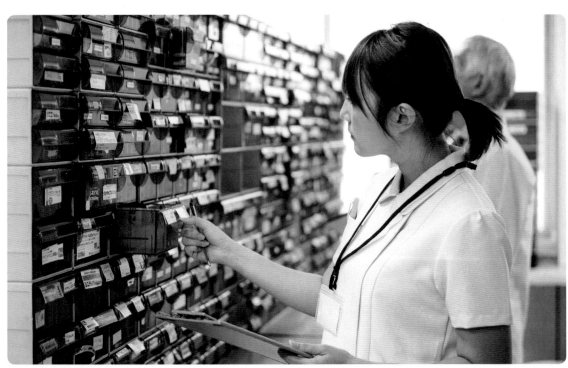

Staff

Editorial Management	木村直之	Design Format	小笠原真一（株式会社ロッケン）
Editorial Staff	中村真哉，上島俊秀	DTP Operation	村岡志津加
Writer	今井明子（192〜195），河合ひろみ， 薬袋摩耶，島田祥輔（196〜201）		

Photograph

008-009	Grischa Georgiew/stock.adobe.com, JFBRUNEAU/stock.adobe.com
010	benjaminnolte/stock.adobe.com
012-013	SHUTTER DIN/stock.adobe.com
027	国立科学博物館，理化学研究所
030	Alexandr/stock.adobe.com
032-033	Yusei/stock.adobe.com
034-035	joyfotoliakid/stock.adobe.com
037	maru54/stock.adobe.com, polkadot/stock.adobe.com
038	BillionPhotos.com/stock.adobe.com
039	理化学研究所 生命機能科学研究センター
046-047	skipinof/PIXTA，yoichidou/PIXTA
050	laufer/stock.adobe.com
050-051	Archivist/stock.adobe.com
054-055	methaphum/stock.adobe.com
061	DragonImages/stock.adobe.com
063	Sherry Young/stock.adobe.com （ワクチンバイアル）
063-064	KMバイオロジクス株式会社
066	Sherry Young/stock.adobe.com
067	suko/PIXTA
072	東京都立中央図書館特別文庫室
073	Newton Press
074-075	Juulijs/stock.adobe.com
076	laufer/stock.adobe.com
077	Juulijs/stock.adobe.com
078	a_text/stock.adobe.com
078-079	学校法人北里研究所 北里柴三郎記念室
080	Popova Olga/stock.adobe.com
082-083	Getty Images
084	BillionPhotos.com/stock.adobe.com
086-087	kai/stock.adobe.com
089	manusapon/stock.adobe.com
090	polkadot/stock.adobe.com
092-093	日本薬科大学
096	onlyyouqj/stock.adobe.com
097	UTS/stock.adobe.com
098	Monet/stock.adobe.com
099	gorosuke/stock.adobe.com, kogamomama/stock.adobe.com
100-101	Paylessimages/stock.adobe.com
102-103	naka/stock.adobe.com
104	EvergreenPlanet/stock.adobe.com, slawek_zelasko/stock.adobe.com, neilrod/stock.adobe.com
105	圦/stock.adobe.com，LianeM/stock. adobe.com，Tanya/stock.adobe.com， Aleksandr/stock.adobe.com
106	hqrloveq/stock.adobe.com，koosen/ stock.adobe.com，norikko/stock.adobe. com，time_lady/stock.adobe.com
107	IYO/PIXTA，moonrise/stock.adobe. com，mimi@TOKYO/stock.adobe.com
108	Ji Zhou/stock.adobe.com，suvorovalex/ stock.adobe.com，IYO/PIXTA, Gammarus ru
109	Newton Press，matin/PIXTA
110	Newton Press
111	Paylessimages/stock.adobe.com
114	Pormezz/stock.adobe.com
118-119	New Africa/stock.adobe.com
120	髙橋義雄/PIXTA
121	高岡市立博物館
122	Wakko/stock.adobe.com
153	LIGHTFIELD STUDIOS/stock.adobe.com
154	zabanski/stock.adobe.com
155	SHIMA/stock.adobe.com
158	around7seas/stock.adobe.com
161	Siam/stock.adobe.com
162-163	Rawpixel.com/stock.adobe.com
178	sumroeng/stock.adobe.com
181	Monet/stock.adobe.com
184	natali_mis/stock.adobe.com
191	natali_mis/stock.adobe.com
193	安友康弘/Newton Press
194	株式会社バイオファーム研究所
196-197	(C)AFP/YOSHIKAZU TSUNO
198	池田治生 北里大学名誉教授
200	Ruckszio/stock.adobe.com
201	WHO/TDR/OCP，UNIPHOTO PRESS，時事
205	Monet/stock.adobe.com
206	yegorov_nick/stock.adobe.com

Illustration

Cover Design	小笠原真一，北村優奈（株式会社ロッケン）
004	cosmic_pony/stock.adobe.com
006-007	sabelskaya/stock.adobe.com
011	creativeteam/stock.adobe.com, hanabunta/stock.adobe.com, logistock/stock.adobe.com, cloud7days/stock.adobe.com
012	esoxx/stock.adobe.com
014〜017	Newton Press
018-019	Newton Press（PDB ID：1PRHを元に作成）
020-021	Newton Press
022-023	Newton Press，（炭酸イオンの3Dモデル） 日本蛋白質構造データバンク（PDBj）
024-025	Newton Press
028-029	Newton Press，akaomayo/stock.adobe. com，oval16/stock.adobe.com, akaricream/stock.adobe.com, shintako/stock.adobe.com，川本まる/ stock.adobe.com
031	Newton Press
036〜045	Newton Press
048-049	lukbar/stock.adobe.com

052	kamichou/stock.adobe.com, CREATIVE WONDER/stock.adobe.com
053～069	Newton Press
070-071	月本佳代美
081	Juergen/stock.adobe.com
085	Newton Press
088	freehand/stock.adobe.com
091	Happypictures/stock.adobe.com, vectorpocket/stock.adobe.com, ylivdesign/stock.adobe.com, natsu/stock.adobe.com
109	mikehana/stock.adobe.com
112-113	DragonTiger8/stock.adobe.com, nadia_buravleva/stock.adobe.com
115	Kei A/stock.adobe.com
116	chapinasu/stock.adobe.com
117	目黒市松
119	olllikeballoon/stock.adobe.com
124-125	浅野 仁，akaricream/stock.adobe.com
126-127	Newton Press
128	oval16/stock.adobe.com
129～139	Newton Press
140	R-DESIGN/stock.adobe.com, shintako/stock.adobe.com
141～146	Newton Press
147	Shanvood/stock.adobe.com
148	Newton Press（頭蓋骨のデータ：鶴見大学歯学部クラウンブリッジ補綴学講座）
149	Newton Press（PDB ID: 1R1I，4J71を元にそれぞれ作成）
150-151	Newton Press
152	CNuisin/stock.adobe.com
154	Emilio Ereza/stock.adobe.com
155	羽田野乃花
156-157	Newton Press・木下真一郎
159～180	Newton Press
182-183	Thaut Images/stock.adobe.com
185～190	Newton Press
191	Newton Press（PDB ID: 1QAXを元にePMV(Johnson, G.T. and Autin, L., Goodsell, D.S., Sanner, M.F., Olson, A.J. (2011). ePMV Embeds Molecular Modeling into Professional Animation Software Environments. Structure 19, 293-303) と MSMS molecular surface(Sanner, M.F., Spehner, J.-C., and Olson, A.J. (1996) Reduced surface: an efficient way to compute molecular surfaces. Biopolymers, Vol. 38, (3),305-320) を使用して作成）
192～199	Newton Press
204	おじんぬユさんぬ/stock.adobe.com

Galileo 科學大圖鑑系列 19

VISUAL BOOK OF THE MEDICINE

藥物大圖鑑

作者／日本 Newton Press
執行副總編輯／王存立
翻譯／陳朕疆
編輯／林庭安
發行人／周元白
出版者／人人出版股份有限公司
地址／231028新北市新店區寶橋路235巷6弄6號7樓
電話／(02)2918-3366（代表號）
傳真／(02)2914-0000
網址／www.jjp.com.tw
郵政劃撥帳號／16402311人人出版股份有限公司
製版印刷／長城製版印刷股份有限公司
電話／(02)2918-3366（代表號）
香港經銷商／一代匯集
電話／(852)2783-8102
第一版第一刷／2023年6月
定價／新台幣630元
港幣210元

國家圖書館出版品預行編目資料

藥物大圖鑑＝Visual book of the medicine/
日本 Newton Press 作；
陳朕疆翻譯 . -- 第一版 . -- 新北市：
人人出版股份有限公司，2023.06
面；　公分 . -- (Galileo 科學大圖鑑系列；19)
譯自：くすり大図鑑
ISBN 978-986-461-335-9（平裝）

1.CST：藥學　2.CST：藥品　3.CST：藥物研究

418　　　　　　　　　　112006377

NEWTON DAIZUKAN SERIES KUSURI DAIZUKAN
© 2021 by NEWTON Press Inc.
Chinese translation rights in complex characters
arranged with Newton Press
through Japan UNI Agency, Inc., Tokyo
www.newtonpress.co.jp